新知识体系人工智能系列教材

# 智能医疗影像技术

莫宏伟　徐立芳　◎　编著

电子工业出版社
Publishing House of Electronics Industry
北京·BEIJING

## 内 容 简 介

本书主要介绍医学影像处理的基本技术与实现方法,以医学影像智能诊断方法为主,涉及数字信号处理、统计学、机器学习等理论和技术。全书共分为9章:第1章介绍智慧医疗的概念、人工智能与医学影像诊断、深度学习医学影像应用与用于医学影像的其他人工智能算法;第2章~第3章介绍人工智能医学影像诊断的基础知识,包括编程基础与各种医学影像介绍,还详细介绍医学影像的基本处理方法;第4章~第5章介绍卷积神经网络基础知识与医学影像任务,包括多种卷积神经网络与神经网络模型的评价标准、常见的医学影像任务(医学影像诊断、检测、分割);第6章~第9章介绍智能医学影像处理实际案例,包括乳腺超声影像中的乳腺肿瘤检测与良恶性诊断、眼科OCTA图像诊断糖尿病、肺CT图像中的肺部多种疾病诊断。

本书可以作为计算机科学与技术、电子科学与技术、控制工程与科学、智能科学与技术等理工科及相关专业的高等院校本科教材,也可以作为研究生教材,并适合从事医学影像处理、人工智能等研究的科研人员和爱好者参考使用。

未经许可,不得以任何方式复制或抄袭本书之部分或全部内容。
版权所有,侵权必究。

图书在版编目(CIP)数据

智能医疗影像技术 / 莫宏伟,徐立芳编著. 一北京:电子工业出版社,2023.1
ISBN 978-7-121-44977-2

Ⅰ.①智… Ⅱ.①莫… ②徐… Ⅲ.①智能技术-应用-影像诊断-高等学校-教材 Ⅳ.①R445-39

中国国家版本馆 CIP 数据核字(2023)第 009167 号

责任编辑:孟 宇　　　　　　特约编辑:田学清
印　　刷:三河市君旺印务有限公司
装　　订:三河市君旺印务有限公司
出版发行:电子工业出版社
　　　　　北京市海淀区万寿路 173 信箱　　邮编:100036
开　　本:787×1092　1/16　　印张:15　　字数:328 千字
版　　次:2023 年 1 月第 1 版
印　　次:2023 年 1 月第 1 次印刷
定　　价:59.80 元

凡所购买电子工业出版社图书有缺损问题,请向购买书店调换。若书店售缺,请与本社发行部联系,联系及邮购电话:(010)88254888,88258888。
质量投诉请发邮件至 zlts@phei.com.cn,盗版侵权举报请发邮件至 dbqq@phei.com.cn。
本书咨询联系方式:mengyu@phei.com.cn。

# 前言

随着社会的进步和网络技术的持续发展,人工智能产品在人类生活中已随处可见,服务领域越来越广泛。人工智能学科是一门多领域交叉学科,该学科的研究范畴包括目标检测、目标分割、语音识别、图像处理、自然语言处理等,其中图像处理的研究目的是提取图像中所包含的某些特征或特殊信息,这些被提取的特征或信息往往为计算机分析图像提供便利,图像处理主要分为图像分类、目标检测和图像分割等部分。将图像处理与医学影像结合的计算机辅助诊断方法已经成为人工智能与医学领域的研究热点。

现代医学是建立在实验基础上的循证医学,医生的诊疗结论必须建立在相应的诊断数据上。影像是重要的诊断依据,医疗行业80%~90%的数据都源于医学影像,所以临床医生有极大的影像需求。他们需要对医学影像进行各种各样的定量分析,以便能够完成诊断。

智能医学影像处理是目前智慧医疗中的一个备受关注的研究方向,其目的是为医生与患者提供一种更为高效、便捷的辅助诊断方式。通过搭建神经网络和利用深度学习算法,人工智能系统对包含各种病变形态细胞的病理库进行大量训练,获得识别病变细胞特征的能力。通过大量比对,识别出细胞的病变形式及发展程度,为医生做出最后诊断提供辅助依据。医院大数据中85%左右的存储容量被影像数据占据,现在的计算机可以识别结构化的文本数据和结构化的影像数据,且正在探索将功能性医学影像和结构性图像相融合的方式,以获得更好的诊疗效果。

随着互联网可收集数据的增长、软/硬件技术的提升和深度学习技术的进步,计算辅助诊断在对各种疾病的治疗上起到了重要作用。将人工智能与医学影像相结合,能够减少影像科医生因为长期从事高负荷工作而出现的疲劳、误诊问题,提高诊断的精度,节省阅片时间,减少重复劳动,使其能将时间投入更有价值的工作。而且基层卫生医疗机构的影像科医生在数量、资历、经验等方面与高等级医院的影像科医生存在较大差距,而优良的智能医学影像产品在诊断水平上能接近高年资医生,不仅能帮助基层医疗机构减少误诊,而且可作为培训低年资医生的实用工具,有利于提高基层医疗机构的诊疗水平,改善患者的就医环境。

本书是在编者近三年开展的智慧医疗方面的研究工作基础上编撰的。本书首先介绍了智慧医疗的概念、人工智能与医学影像诊断、深度学习医学影像应用与用于医学影像的其他人工智能算法；然后从编程基础、医学影像处理两个方面来介绍，涉及数字信号处理、统计学、机器学习等理论和技术；接着在初级的知识基础上，介绍了神经网络与医学影像的多种处理模型；最后引入了具体的医学影像智能诊断案例，使读者能够充分理解医学影像分析、诊疗与人工智能结合的实现方法，学会如何完整地构建一个智能医学影像处理模型对某一疾病进行辅助诊断。

本书在介绍主要知识和方法后，提供了适量的习题，使读者不仅能掌握一些初级的知识和方法，还能进一步掌握智能医学影像处理技术，加深理解。

本书由莫宏伟担任主编，徐立芳担任副主编。感谢傅智杰、魏子强、孙鹏、孙琪等硕士研究生在内容编写、图片绘制方面提供的协助。

由于编者水平和经验有限，因此书中难免存在欠妥之处，恳请读者朋友和相关领域的专家学者拨冗批评指正。

编者

2022 年 7 月于哈尔滨

# 目录

## 第1篇 概念篇

### 第1章 绪论 ......................................................................................................... 2

1.1 智慧医疗的概念 ............................................................................................. 3
    1.1.1 什么是智慧医疗 .................................................................................. 3
    1.1.2 为什么需要智慧医疗 ........................................................................... 5
    1.1.3 智慧医疗简史 ...................................................................................... 6
    1.1.4 智慧医疗发展愿景 ............................................................................... 8

1.2 人工智能与医学影像诊断 ............................................................................ 11
    1.2.1 医学影像研究方法 ............................................................................. 11
    1.2.2 人工智能医学诊断的方式 .................................................................. 14
    1.2.3 人工智能技术对医学影像的影响 ....................................................... 15
    1.2.4 人工智能技术在医学影像领域的应用 ............................................... 17

1.3 深度学习医学影像应用 ................................................................................ 21

1.4 用于医学影像的其他人工智能算法 ............................................................ 24

本章小结 ............................................................................................................. 26

习题 1 .................................................................................................................. 26

### 第2章 编程基础 ................................................................................................. 27

2.1 Python 语言 .................................................................................................... 28
    2.1.1 Python 语言简介 ................................................................................. 28
    2.1.2 Python 内置函数与标准库 .................................................................. 28

2.2 Python 中的 NumPy ...................................................................................... 31
    2.2.1 多维数组 ............................................................................................. 32
    2.2.2 随机数组 ............................................................................................. 34

2.3 Python 中的 Matplotlib ................................................................................. 35
    2.3.1 创建线形图 ......................................................................................... 35

　　　　2.3.2　创建其他图 ········································································· 38
　2.4　PyTorch 基础 ···················································································· 41
　　　　2.4.1　PyTorch 中的 Tensor ······························································ 41
　　　　2.4.2　搭建一个简易神经网络 ···························································· 47
　　　　2.4.3　自动梯度 ················································································ 49
　　　　2.4.4　模型搭建和参数优化 ································································ 50
　本章小结 ································································································· 57
　习题 2 ···································································································· 57

## 第 3 章　医学影像处理　58

　3.1　医学影像基础 ···················································································· 59
　　　　3.1.1　图像像素、空间分辨率和亮度分辨率 ········································· 59
　　　　3.1.2　数字图像类型 ·········································································· 60
　　　　3.1.3　图像文件格式 ·········································································· 61
　3.2　医学影像类别 ···················································································· 63
　　　　3.2.1　X 射线图像 ············································································· 63
　　　　3.2.2　CT 图像 ················································································· 65
　　　　3.2.3　MRI 图像 ··············································································· 67
　　　　3.2.4　超声图像 ················································································ 70
　　　　3.2.5　核素图像 ················································································ 71
　　　　3.2.6　OCTA 图像 ············································································· 74
　3.3　医学影像基本处理技术 ······································································· 75
　　　　3.3.1　医学影像的几何变换 ································································ 75
　　　　3.3.2　医学影像的分割 ······································································· 77
　　　　3.3.3　医学影像的直方图增强 ····························································· 81
　本章小结 ································································································· 85
　习题 3 ···································································································· 86

## 第 4 章　卷积神经网络　88

　4.1　卷积神经网络的组成 ·········································································· 89
　　　　4.1.1　卷积层 ···················································································· 89
　　　　4.1.2　池化层 ···················································································· 90
　　　　4.1.3　激活函数 ················································································ 90
　　　　4.1.4　损失函数 ················································································ 93

## 4.2 经典的卷积神经网络 ............................................................................................................ 94
### 4.2.1 LeNet .............................................................................................................. 94
### 4.2.2 AlexNet .......................................................................................................... 95
### 4.2.3 VGGNet .......................................................................................................... 96
### 4.2.4 GoogLeNet .................................................................................................... 98
### 4.2.5 ResNet ........................................................................................................... 101
### 4.2.6 Xception ........................................................................................................ 102
## 4.3 评价指标 ............................................................................................................................. 103
### 4.3.1 错误率与准确率 ........................................................................................... 103
### 4.3.2 查准率、查全率与 $F_1$ 分数 ................................................................... 104
### 4.3.3 ROC 与 AUC ................................................................................................ 105
### 4.3.4 代价敏感错误率和代价曲线 ...................................................................... 107
## 本章小结 ........................................................................................................................................ 108
## 习题 4 ............................................................................................................................................. 108

# 第 2 篇 实际应用篇

# 第 5 章 常见的医学影像任务 ............................................................................................................. 112
## 5.1 疾病诊断 ............................................................................................................................. 113
### 5.1.1 常见的疾病诊断任务 .................................................................................. 113
### 5.1.2 常用的疾病诊断方法 .................................................................................. 115
## 5.2 医学影像检测 ..................................................................................................................... 119
### 5.2.1 常见的医学影像检测任务 .......................................................................... 119
### 5.2.2 常用的医学影像检测方法 .......................................................................... 121
### 5.2.3 常用的医学影像检测性能指标 .................................................................. 123
## 5.3 医学影像分割 ..................................................................................................................... 124
### 5.3.1 常见的医学影像分割任务 .......................................................................... 124
### 5.3.2 常用的医学影像分割方法 .......................................................................... 125
### 5.3.3 常用的医学影像分割性能指标 .................................................................. 131
## 本章小结 ........................................................................................................................................ 132
## 习题 5 ............................................................................................................................................. 132

## 第 3 篇　案例篇

### 第 6 章　乳腺超声影像肿瘤良恶性诊断 ......................................................................... 136

#### 6.1　案例介绍 ............................................................................................................... 137
##### 6.1.1　乳腺癌的危害 ............................................................................................. 137
##### 6.1.2　乳腺超声影像的优势与缺陷 ..................................................................... 137
##### 6.1.3　乳腺癌诊断方式 ......................................................................................... 138
##### 6.1.4　乳腺癌诊断的发展 ..................................................................................... 139
#### 6.2　高质量乳腺超声影像数据集 ............................................................................... 140
##### 6.2.1　乳腺超声影像 ............................................................................................. 140
##### 6.2.2　超声影像标注 ............................................................................................. 141
##### 6.2.3　含噪声的超声影像恢复方法 ..................................................................... 142
##### 6.2.4　数据集的构成分析 ..................................................................................... 145
#### 6.3　肿瘤良恶性诊断模型搭建 ................................................................................... 145
##### 6.3.1　模型设计 ..................................................................................................... 145
##### 6.3.2　算法实现 ..................................................................................................... 147
#### 6.4　实验结果评价 ....................................................................................................... 154
本章小结 ............................................................................................................................. 156
习题 6 ................................................................................................................................... 156

### 第 7 章　超声影像乳腺肿瘤检测 ..................................................................................... 157

#### 7.1　目标检测算法介绍 ............................................................................................... 158
##### 7.1.1　Faster R-CNN 算法 ..................................................................................... 158
##### 7.1.2　SSD 算法 ..................................................................................................... 160
##### 7.1.3　YOLOV3 算法 ............................................................................................ 161
##### 7.1.4　CornerNet 算法 ........................................................................................... 163
#### 7.2　检测数据集制作流程（Pascal VOC 格式） ..................................................... 165
##### 7.2.1　Pascal VOC 格式 ......................................................................................... 165
##### 7.2.2　数据集制作流程 ......................................................................................... 170
#### 7.3　评价指标与实现方法 ........................................................................................... 171
#### 7.4　乳腺肿瘤检测实验结果与分析 ........................................................................... 173
本章小结 ............................................................................................................................. 178
习题 7 ................................................................................................................................... 179

## 第8章 基于OCTA图像的糖尿病诊断分析 ... 180

- 8.1 案例介绍 ... 181
- 8.2 OCTA数据介绍 ... 181
  - 8.2.1 OCTA图像介绍 ... 181
  - 8.2.2 数据集下载 ... 183
  - 8.2.3 数据预处理 ... 183
- 8.3 OCTA糖尿病诊断算法 ... 186
  - 8.3.1 模型搭建 ... 186
  - 8.3.2 模型训练 ... 195
- 8.4 OCTA糖尿病案例评价 ... 197
- 本章小结 ... 199
- 习题8 ... 199

## 第9章 基于胸部CT的肺部疾病智能诊断 ... 200

- 9.1 多种肺部疾病的影像学表现 ... 201
- 9.2 案例介绍 ... 210
- 9.3 建立肺CT医学影像数据集 ... 211
  - 9.3.1 数据采集 ... 211
  - 9.3.2 实验数据集的划分 ... 213
  - 9.3.3 病灶标注数据集的制作 ... 214
  - 9.3.4 读取数据集脚本的编写 ... 215
- 9.4 肺CT医学影像分类网络的搭建 ... 215
  - 9.4.1 实验环境 ... 215
  - 9.4.2 模型搭建 ... 216
  - 9.4.3 神经网络训练验证 ... 219
- 9.5 肺CT医学影像病灶识别网络 ... 220
  - 9.5.1 Faster R-CNN网络原理 ... 220
  - 9.5.2 Faster R-CNN框架搭建 ... 224
- 9.6 实验结果评价 ... 224
- 本章小结 ... 229
- 习题9 ... 229

## 参考文献 ... 230

# 第1篇　概念篇

# 第 1 章

# 绪论

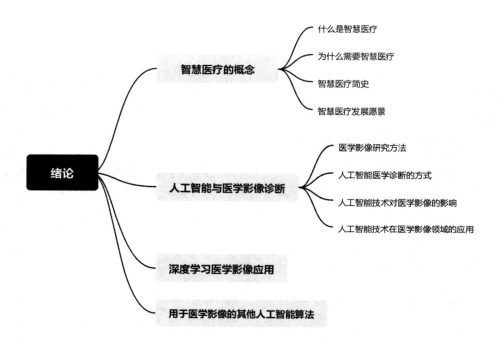

## 本章导读

随着相关技术的飞速发展，人工智能在医疗领域的应用也在飞速推广，包括医学影像、临床支持决策、病例分析、健康管理等众多场景。本章主要介绍智慧医疗的概念、人工智能与医学影像诊断、深度学习医学影像应用、用于医学影像的其他人工智能算法等内容。读者应在理解相关概念的基础上重点掌握医学影像人工智能算法应用现状。

## 本章要点

- 智慧医疗的优势。
- 人工智能在医学影像中的临床应用。
- 医学影像中的人工智能算法。

## 1.1 智慧医疗的概念

### 1.1.1 什么是智慧医疗

物联网、云计算、移动互联网等技术逐渐成熟,智慧城市在各地广泛开展,医疗领域信息化和整体化的理念也日渐深入人心,从单一的医院信息化扩展到整个健康管理生命周期的信息整合,从医院环节扩展到就医前后,一个宏伟的智慧医疗蓝图正逐步展现在人们的面前。

迄今为止,产业界对智慧医疗的概念尚处于探索阶段,主要有4种理解:①智慧医疗是一个以医疗物联网为核心,信息高度移动和共享的医疗信息化生态系统;②智慧医疗建立协同工作的合作伙伴,提供更好的医疗保健服务,并有效地预测与预防疾病,同时还能激励个人做出更明智的选择;③智慧医疗通过信息化建立健康面对面计划和以个人电子健康档案为核心的数据中心,并按照统一标准实现区域卫生信息互联互通和共享;④智慧医疗是将物联网、云计算、移动计算、数据融合等技术应用于医疗领域,借助数字化、可视化模式,以患者为中心,利用先进的信息技术实现有限的医疗资源更多人的共享,改善医疗服务流程的医疗体系。智慧医疗框图如图1.1所示。

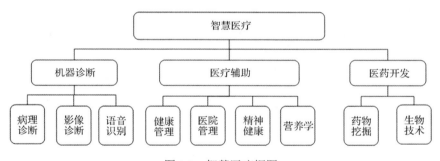

图1.1 智慧医疗框图

总体而言,智慧医疗是在新一代信息技术深入发展和智慧城市的推动下,人的健康管理与医疗信息化、医疗智能化交相融合的高级阶段。从广义上说,智慧医疗是指扩展人们的医疗健康理念,以人的健康状况为核心,以人的健康活力为目标,以技术产品创新、商业模式创新、制度机制创新为带动,调动和激发社会医疗健康服务资源,提供便捷化、个性化、经济性、持续性的医疗健康服务。从狭义上说,智慧医疗是指综合应用云计算、物联网、大数据为代表的新一代信息技术,以及生物技术、纳米技术,整合卫生部门、医院、社区、服务机构、家庭的医疗资源和设备,创新医疗健康管理和服务,形成全息全程的健康动态监测和服务体系。

智慧医疗是智慧城市巨大系统中的一个部分,通过医疗物联网、医疗云、移动互联网、数据融合、数据挖掘、可穿戴设备,将医疗基础设施与信息通信基础设施进行融合,并在此基础上进行智能决策，跨越原有医疗系统的时空限制和技术限制，实现医疗服务最优化的医疗体系。

智慧医疗以居民健康为核心，通过城市公共卫生基础环境、基础数据库、软件基础平台，以及数据交换平台、卫生信息化体系（包括卫生综合运用体系、公共卫生体系、医疗服务体系、医疗机构信息化体系），保障体系的建设，构建城市医疗卫生信息化统一支撑平台，将分散在不同机构的健康数据整合为逻辑完整的信息整体，满足与该系统相关的各种机构和人员的需求。

总体来说，智慧医疗具有互连性、协作性、预防性、普及性、可靠性及创新性等特性。

### 1. 互连性

互连性是指不论人身在何处，被授权的医疗健康服务者都可以通过网络，浏览个人的健康档案、病历、服务记录等内容，并可以同其他专家联合进行网上会诊或健康咨询，为人们提供最好的医疗健康服务。

### 2. 协作性

协作性是指通过信息网络，记录、整合和共享医疗健康信息和资源，实现不同部门、机构之间的信息交换和协同工作，为人们提供预防、体检、诊疗、报销、康复等一体化服务。

### 3. 预防性

预防性是指智慧医疗可以实时地发现重大疾病即将发生的征兆，提前进行提示，并在发生前做出快速、有效的反应。

### 4. 普及性

普及性是指通过信息网络，突破城市与乡镇、社区与大医院、医疗机构与健康服务机构之间的观念限制，提供全民性的高质量医疗健康服务，解决"看病难"的问题，实现健康全程管理。

### 5. 可靠性

可靠性是指任何关于健康的电子档案，在没有得到个人同意的情况下，不会向任何人提供，从而确保个人网络信息安全。

### 6. 创新性

创新性是指借助丰富的医疗健康信息，可以在伦理和法律许可范围内，变革传统的医学模式，激发更多医疗健康领域内的创新发展。

## 1.1.2 为什么需要智慧医疗

**1. 智慧医疗的优势**

当前的医疗系统并没有完全地成为一个整体的系统,而更像分散在茫茫医疗体系海洋中的一个个孤岛,或大或小,但没有与其他的部分形成联系。而智慧医疗将以更透彻的感应和度量、更全面的互联互通及更智能的洞察成为未来完全整合的医疗系统。

1)智慧医疗由于全面感知、移动及自动获取而更迅速

智慧医疗基于物联网相关技术,通过多种渠道进行更深刻的感知,获取来自传感器、仪表和系统的数据,观察、监测医疗系统中每个部分、每个个体、每个环节的确切情况。

智慧医疗的发展打破了之前的传统思维。传统的思维一直是将医疗物理基础设施和IT基础设施分开,一方面是医院建筑,另一方面是数据中心、计算机、网络等。而在智慧医疗时代,建筑、医疗器械、电缆将与芯片、宽带整合为统一的基础设施,在此意义上,医疗基础设施更像是一块新的工地,医疗体系的运转就在其中进行,包括患者医疗就诊、医院运营管理、社会卫生管理乃至个人健康管理等。智慧医疗与医疗行业如图1.2所示。

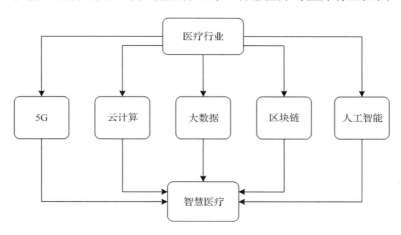

图 1.2 智慧医疗与医疗行业

在智慧医疗体系中,传感器无处不在,在病房中、在手术室中、在病服中、在药品中,人们所关注的任何医疗系统或流程的健康运行都可以被度量、被感知及被发现。

2)智慧医疗由于信息互联融合而更准确

一方面,由于"信息孤岛"等现象的存在,医疗系统存在信息壁垒,个体或者单个医疗机构的信息不能与其他部分形成共享,因而会出现看病贵、看病难的情况;另一方面,在中国,信息共享的缺失使大部分患者都趋向于在大医院就诊以确保更好的治疗结果,从而导致了医疗资源分配严重失衡。

人类世界通过互联网等技术日益变得互联互通,每个人对自身健康的关注也日益提升。

智慧医疗将个体、器械、机构系统整合为一个协同团体，将临床医生、护士、研究人员、保险公司和患者联系起来，通过全新的方式进行沟通和互动、共享信息、协同工作，弥合信息壁垒，以无缝协同的方式开展工作，增加社会、机构、个人的三重效益。

3）智慧医疗由于全面数据支持决策而更智能

互联网的规模巨大，医疗系统产生的海量数据需要智能化的程序进行决策，快速而准确地应对变化，并且通过预测和优化未来的活动而取得更好的成果。智慧医疗体系提供全社会范围内的医疗信息，进行持续分析，对整个社会的医疗资源优化配置，以满足组织的不断变化的需求，优化绩效，整合预测模型，并为个人提供更高价值的服务。

**2．智能医学影像诊断的优势**

1）满足日益增长的诊疗需要

与美国、日本、德国、法国、英国等发达国家比较，我国每千人医生密度、每千人护理和助产人员密度均较低；医疗资源总体水平相对较低。在医疗资源缺乏的地区，人工智能的发展和应用将发挥更大的潜力，有助于促进卫生健康水平的提高。随着我国经济、社会的发展，人民群众生活水平和健康意识的日益提高，各项健康体检、疾病筛查项目不断增加，影像科医生的工作量也随着加重。我国放射科医生的年增长率仅为4%，而医学影像数据年增长率超过30%。仅依靠传统的人工阅片方式越来越难以满足日益增长的影像科诊疗需要。

2）减轻影像科医生的工作负担，降低误诊率

影像科医生长期从事高负荷的工作，不可避免地会产生视觉疲劳，出现漏、误诊等问题。据中华医学会的一份误诊数据资料显示，我国临床医疗的总体误诊率较高，恶性肿瘤的平均误诊率更高，这些误诊绝大多数由医学影像导致。人工智能永远不会疲劳，可成为影像科医生的得力助手，提高诊断的精度，节省阅片时间，减少重复劳动，使影像科医生能将时间投入更有价值的工作中。

3）提高基层诊疗水平，促进分级诊疗

基层医疗机构的影像科医生在数量、资历、经验等方面与高等级医院的影像科医生存在较大差距，而优良的智能医学影像产品在诊断水平上能接近高年资医生，不仅能帮助基层医疗机构减少误诊，而且可作为培训低年资医生的实用工具，有利于提高基层医疗机构的诊疗水平，促进国家分级诊疗政策的落实。

## 1.1.3 智慧医疗简史

1956年，人工智能（AI）开始成为独立的研究领域，1978年，北京中医医院研发出我国第一个医学专家系统——关幼波肝病诊疗程序。1980—1990年，我国的研究方向多为中

医专家系统。1990—2000 年，专家系统进入西医领域，研发颞颌关节紊乱综合征专家系统、儿童心理障碍标准化诊断与治疗专家系统、心血管疾病诊断专家系统等。截止到 20 世纪，中外对人工智能在医疗领域的研究集中在临床知识库上，但由于大多数临床知识库必须运行在 LISP 设备上，而当时 LISP 设备尚不能联网且价格昂贵，因此临床知识库并没有广泛地应用于临床中。

2000—2015 年，国外的研究重点为人工智能在临床知识库外的应用，如手术机器人应用落地、鼓励发展电子病历等。2000—2010 年，我国累计研制出上百个专家系统，如耳穴信息智能识别系统、口腔癌和胃癌诊疗专家系统、结核病诊断专家系统、血气酸碱度检测分析计算机辅助专家系统，但几乎没有应用于临床为医生所用，发展相对缓慢。2015—2017 年，由于人工智能在图像识别方面的准确率有大幅度提升，"人工智能+影像"得以快速发展。得益于在临床知识库的长期研究，CDSS 产品走向成熟。2018 年后，我国"人工智能+医疗"进入稳定发展阶段，智慧病案等新产品相继面世。

目前，传统的机器学习和深度学习已被广泛用来处理临床研究和医疗服务中的结构化数据，如医学影像数据、基因数据和生物标志物数据。而非结构化数据，如人工笔记、医学期刊与患者调查等则依靠专门的医学自然语言处理技术来分析。

深度学习基本思想是通过有监督或者无监督的方式学习所识别或处理图像的层次化的特征表达，来对图像进行从低层到高层的描述。主流的深度学习模型包括自动编码器（Autoencoder）、受限波尔兹曼机（Restricted Boltzmann Machine，RBM）、深度信念网络（Deep Belief Networks，DBN）、卷积神经网络（Convolutional Neural Networks，CNN）、生物启发式模型等。自动编码器是在 20 世纪 80 年代被提出的一种特殊的神经网络结构，并且在数据降维、特征提取等方面得到了广泛应用。受限玻尔兹曼机是一种无向二分图模型，是一种典型的基于能量的模型（Energy-Based Models，EBM）。卷积神经网络最早出现在 20 世纪 80 年代，最初应用于数字手写识别，取得了一定的成功。卷积神经网络是一类包含卷积计算且具有深度结构的前馈神经网络（Feedforward Neural Networks，FNN），是深度学习（Deep Learning）的代表算法之一。卷积神经网络具有表征学习（Representation Learning）能力，能够按其阶层结构对输入信息进行平移不变分类（Shift-Invariant Classification）。卷积神经网络仿造生物的视知觉（Visual Perception）机制构建，可以进行监督学习和无监督学习，其隐含层内的卷积核参数共享和层间连接的稀疏性使得卷积神经网络能够以较小的计算量对格点化（Grid-like Topology）特征进行学习，有稳定的效果且对数据没有额外的特征工程要求。卷积神经网络现在主要有 LeNet、AlexNet、GoogLeNet、VGGNet、Deep Residual Learning 等。

公开数据显示，2012—2020 年在医学文献中用到的热门机器学习算法和深度学习算法包括：①支持向量机（38%），主要应用于识别成像生物标志物和医疗影像分析；②神经网络（34%），主要应用于生化分析、图像分析和药物开发；③逻辑回归（4%），主要用于疾病风险评估和临床决策辅助系统。

随着我国医疗体制改革的深化、分级诊疗制度的落实，政府开始加大力度解决医疗资源分配问题及医疗服务效率问题。其中，医疗人工智能的广泛应用在提高医疗质量和服务效率、减少误诊误治方面发挥了重要作用。然而，目前，"人工智能+医疗"仍存在医学数据相关问题，以及复合人才短缺、行业标准缺失和医疗科研转化为成熟产品的周期过长等问题。其中，数据的获取、使用与共享是阻碍"人工智能+医疗"发展的最大因素。由于"人工智能+医疗"发展的主要推动力仍是满足医疗行业的刚性需求，因此"人工智能+医疗"在未来必然会打通数据壁垒，实现数据的安全、高质量及共享的应用。

### 1.1.4 智慧医疗发展愿景

在未来，比较完善的智慧医疗技术支撑、产业支撑体系将逐步形成，智慧医疗的愿景将逐步实现。深刻彻底的感应度量结合全面互联互通的医疗信息化系统，将会使整个医疗健康网络联系在一起。庞大的医疗健康数据通过极其简单的方式便可以随手获得。个人能随时掌握自己的健康状况。医生也可以提升诊断的准确性，不会再因为病历的缺失影响对病源的找寻，健康护理者能够更准确、更及时地提供医疗健康服务。医疗研究人员通过系统可以获得大量准确和珍贵的医疗信息，还可以获得大量高质量的有效案例，不但可以及时对大规模的疾病暴发做出准确的预测，而且能够推进医疗行业的发展。医院管理系统在"智慧化"后可以使管理变得更有效，药物供应商也能因为实现及时和准确的药品配送而节省大量成本。当整个系统都可以高效、高质量地运行时，城乡医疗资源不平衡及大医院的拥挤情况将可得到解决，政府也可以付出更低的成本来提高对医疗行业的监督，从而提高人们的生活质量。

不同的对象关注点不同，其智慧医疗愿景也不同。在智慧医疗中，主要的对象有个人、医护人员和社会等。

#### 1. 对个人

智慧医疗是个性化的医疗健康服务体验，以个人的健康为出发点。建设智慧医疗最终的目的和成果是同时提升医疗健康消费者和服务提供者的满意度，尤其是医疗健康消费者。智慧医疗给患者提供更广泛更低廉的服务。基于物联网和互联网的智慧医疗能够使医院工作流程自动程度更高、更合理，给患者提供更快和更多的就医选择，同时减少就医的费用，提供移动支付、自动扣费等便捷支付途径，而且医疗费用更加精确清晰。患者随身佩戴的和病历上附有的RFID标签能够给医务工作者提供准确的信息来帮助他们做出正确的决定，更重要的是能够使他们从行政事务中节省更多的时间来提供更好的医疗服务。

智慧医疗关注个人健康的另一个重要方面是提供更好的医疗体验，如病房室温和光线自动调节等。智慧医院通过网络视频监控系统实现远程探视，既可以保护患者免遭外部感染或交叉传染，又可以实现患者与家人的"面对面"交流。特别是患者因病情严重易受外部感染，同时患者本身的疾病带有极强的传染性，需要隔离，不能与外界直接接触的情况。例如，重症监护室患者均为手术后患者和危重患者，抵抗力低、易产生并发症和严重感染，智慧医疗为探视提供便利。

在日常健康管理中，智慧医疗的关注领域从医院服务和疾病治疗，扩展到体检、健康监测、康复保健等领域，提供持续性、日常性的医疗健康服务。通过健康管理平台，可以随时随地查看健康档案，了解自己及家人的健康状况。通过佩戴可穿戴式设备等新型设备，随时随地测量生命体征以监控人体机能，测量信息上传到云端并进行自动分析，形成健康报告。当出现异常时，系统将自动发出健康警报，给出健康资讯，甚至进行远程辅助治疗。尤其对于老年人来说，通过远程诊疗系统，不用为了简单的身体检查而去医院，在家就能享受医生的诊疗服务。通过手机、可穿戴终端，可以进行定位、实时监测生命体征、一键预约医生等。智慧医疗发展方向如图 1.3 所示。

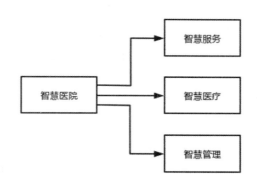

图 1.3　智慧医疗发展方向

**2．对医护人员**

智慧医疗除了可以方便个人就医和健康管理，还为医护人员带来了方便，减少了差错和浪费。

智慧医疗中，医院内部办公系统和医院信息化系统进行了无缝对接，突破时间和地域限制，成为医生的好帮手，加速诊疗服务的速度，提高诊疗服务的质量，使患者快速享受到高品质的医疗健康服务。在此基础上，针对医生的工作，推出手机版工作软件、医生工作站等产品，通过安装手机版工作软件或医生工作站，医生可以给患者查看病情、开诊断单、化验特检、复诊挂号等，完成对患者各项护理信息的采集和记录，并可以直接传输到护士站、手术室、药房等相关科室；不管是在诊室看病，还是在住院区查房，都可以远程调阅 CT 影像、电子病历等，查询到患者的检查结果，随时随地查看患者的病情，给患者做咨询；可以通过"移动医嘱"实时掌握患者情况，并直接反馈注意事项至值班医生或患者本人，在某种程度上还能减少医患纠纷。住院医师还可以通过视频医疗会诊，建立集视频、语音、文字与数据交互为一体的全方位沟通体系，与远程专家进行无缝异地交流讨论，大大提高了诊疗效率。

### 3．对社会

智慧医疗建设有助于整个社会医疗卫生体系的完善，为整个社会医疗卫生体系提供技术支撑和理念驱动。智慧医疗应用的推广对公众、医院、健康服务机构、医疗行业监管、政府管理等方面意义重大。

1）互联互通使医疗卫生体系连接更加紧密

智慧医疗根据业务需要，将医院、社区医院、卫生部门、社保部门、保险公司等主体的有关数据进行互联互通，使相互之间连接更加紧密。在智慧医疗的支撑下，将形成体检预防、保健康复、健康管理、疾病治疗、保险支付等业务立体交互的社会医疗卫生体系，提高诊疗效率，降低患者看病成本。例如，双向转诊使医院之间的配合更加流畅；社保结算、社保卡使医疗保险、银行、运营商之间协作更加深入；医生工作站不仅能够调阅患者在不同医院的电子病历，还能够得到医保政策的规范用药及系统药物配伍禁忌提示等，避免超量开药、重复开药等违规行为。

2）智慧医疗促进社会医疗资源优化配置

智慧医疗一方面通过医院内部各部门、各业务环节的紧密联系，为医生和患者提供便利，促进医疗资源发挥最大化的效能，满足更多医疗需求；另一方面通过医院之间的转诊、远程医疗，促进优质医疗资源在区域内共享，缓解医疗资源不平衡的问题。院际的信息共享将使转诊治疗方便可行，将重症患者转移至大型医院，而将处于康复过程的一般患者转移至社区医院，从而优化医疗资源配置。

3）智慧医疗提升公共卫生管理水平

智慧医疗着力于关注公共卫生管理，预防监控流行性疾病，对整个社会的医疗资源做出优化统筹，确保医疗体系各部分之间的协调合作。

血库综合管理系统对血库进行实时监测管理，实现城市间、院际血库的数据共享。通过超市的纸巾销售数量估计城市感冒人数等经过研究验证的方法，对流感等流行性疾病做出监控预测，及早应对处理。急救响应系统在医院、交通等方面做出协同控制，在患者到达医院前做好准备工作，使事故重伤或重病患者第一时间得到抢救，提高手术成功率。药品监控系统覆盖从药品的生产制造到药品的批发、物流、仓储，再到医院整个业务的管理，最后到药品的跟踪和服用，是以人为核心的管理。通过将医疗法规纳入医疗系统中，自动监测医疗过程，自动检测和报销医疗费用。

智慧医疗还可以促进医疗卫生人才机制的创新。例如，在社区卫生健康平台以医生卫生站、移动终端和无线诊疗设备为纽带，联合社区卫生服务机构的全科医生、社区护士、预防保健人员，以及医院的专家、护士、志愿者等人员打造社区"家庭健康责任团队"，为社区居民提供医疗服务套餐定制和"家庭医生"等服务。社区居民只需拨个电话，医生就会带着无线诊疗设备上门服务，真正实现"健康服务零距离"。

## 1.2 人工智能与医学影像诊断

计算机视觉是指用摄影机和计算机代替人眼对目标进行识别、跟踪、测量、图形处理等，使计算机能够给出更适合人眼观察或仪器检测的图像。经过数十年的发展，计算机视觉在很多方面都取得了长足的进步。二十世纪七八十年代的研究为现今存在的许多计算机视觉算法奠定了早期的基础，包括从图像中提取边缘、标记直线、非多面体和多面体建模、将物体表示为较小结构的互连、光流，以及运动估计。接下来的十多年，计算机视觉运用了很多更严格的数学分析和定量方面的研究。这些包括尺度空间的概念、从各种线索（如阴影、纹理和焦点）推断形状，以及被称为 Snake 的轮廓模型。现在计算机视觉已被运用到了医学的诸多方面。

医学影像是指为了医疗或医学研究，对人体或人体某部分，以非侵入方式取得内部组织影像的技术与处理过程。它包含以下两个相对独立的研究方向：医学成像系统（Medical Imaging System）和医学影像处理（Medical Image Processing）。前者是指图像形成的过程，包括对成像机理、成像设备、成像系统分析等问题的研究；后者是指对已经获得的图像做进一步的处理，其目的是使原来不够清晰的图像复原，或者是突出图像中的某些特征信息，或者是对图像做模式分类等。医学影像属于生物影像，包括影像诊断学、放射学、内视镜、医疗用热影像技术、医学摄影和显微镜等，此外，还包括脑波图和脑磁共振血管造影等技术，虽然重点在于测量和记录，没有影像呈现，但因所产生的数据具有定位特性（含有位置信息），可被视为另外一种形式的医学影像。

### 1.2.1 医学影像研究方法

**1. 病变检测**

计算机辅助检测（CAD）是医学影像分析的有待完善的领域，并且非常适合引入深度学习。在 CAD 的标准方法中，一般通过监督方法或经典图像处理技术（如过滤和数学形态学）检测候选病变位置。病变位置检测是分阶段的，并且通常由大量手工制作的特征描述。

将分类器用于特征向量映射到候选者来检测实际病变的概率。早在1993年，研究人员就已将卷积神经网络应用于医学影像处理。

目前，普遍采用深度卷积神经网络学习方式检测图像中的病变。例如，研究人员通过三维胸部CT扫描检测肺结节，并在9个不同方向上提取以这些候选者为中心的二维贴片，使用不同深度学习网络组合对每个候选者进行分类。

2．图像分割

图像分割本质上是像素级别的分类，即判断图像上每个像素点的所属类别。一般的分割流程分为数据处理、感兴趣区（Region Of Interest，ROI）提取、神经网络分割、分割结果后处理。医学影像分割就是一个根据区域间的相似或不同把图像分割成若干区域的过程。目前，医学影像分割主要以各种细胞、组织与器官的图像作为处理的对象。传统的图像分割技术有基于区域的分割方法和基于边界的分割方法，前者依赖于图像的空间局部特征，如灰度、纹理及其他像素统计特性的均匀性等，后者主要利用梯度信息确定目标的边界。结合特定的理论工具，图像分割技术有了更进一步的发展。例如，基于三维可视化系统结合Fast Marching算法和Watershed变换的医学影像分割方法，能得到快速、准确的分割结果。

近年来，随着其他新兴学科的发展，产生了一些全新的图像分割方法，如基于统计学的方法、基于模糊理论的方法、基于神经网络的方法、基于小波分析的方法、基于Snake模型（动态轮廓模型）的方法、基于组合优化模型的方法等。虽然不断有新的图像分割方法被提出，但结果都不是很理想。目前，研究的热点是一种基于知识的图像分割方法，即通过某种手段将一些先验的知识导入分割过程中，从而约束计算机的分割过程，使得分割结果控制在医生所能认识的范围内。例如，在肝内部肿块与正常肝灰度值差别很大时，不至于将肿块与正常肝看成两个独立的组织。

医学影像分割方法的研究具有如下显著特点：现有任何一种单独的图像分割方法都难以对一般图像取得比较满意的结果，要更加注重多种图像分割方法的有效结合；由于人体解剖结构的复杂性和功能的系统性，虽然已有研究通过医学影像的自动分割区分出所需的器官、组织或找到病变区的方法，但目前现成的软件包一般无法完成全自动分割，尚需要解剖学方面的人工干预。在目前无法完全由计算机来完成图像分割任务的情况下，人机交互式分割方法逐渐成为研究重点。新的分割方法的研究主要以自动、精确、快速、自适应和稳健性等几个方向作为研究目标，经典分割技术与现代分割技术的综合利用是今后医学影像分割技术的发展方向。

3．图像配准

图像配准是图像融合的前提，是公认难度较大的图像处理技术，也是决定医学影像融合技术发展的关键技术。在临床诊断中，单一模态的图像往往不能提供医生所需要的足够信息，常需将多种模式或同一模式的多次成像通过配准融合来实现感兴趣区的信息互补。在一幅图像上同时表达来自多种成像源的信息，医生就能做出更加准确的诊断或制定出更加合适的治疗方法。医学影像配准包括图像的定位和转换，即通过寻找一种空间变换使两幅图像对应点达到空间位置和解剖结构上的完全一致。1993 年，Petra 等人综述了二维图像的配准方法，并根据配准基准的特性，将图像配准的方法分为基于外部特征的图像配准（有框架）和基于图像内部特征的图像配准（无框架）两种方法。后者由于其无创性和可回溯性，已成为配准算法的研究中心。

4. 图像融合

图像融合的主要目的是通过对多幅图像间的冗余数据的处理来提高图像的可读性，对多幅图像间的互补信息的处理来提高图像的清晰度。多模态医学影像的融合把有价值的生理功能信息与精确的解剖结构结合在一起，可以为临床提供更加全面和准确的资料。融合图像的创建分为图像数据的融合与融合图像的显示两部分来完成。目前，图像数据的融合主要有以像素为基础的方法和以图像特征为基础的方法。前者是对图像进行逐点处理，把两幅图像对应像素点的灰度值进行加权求和、灰度取大或者灰度取小等操作，算法实现比较简单，不过实现效果较差、效率较低，融合后图像会出现一定程度的模糊。后者是对图像进行特征提取、目标分割等处理，算法原理复杂，但是实现效果却比较理想。融合图像的显示常用的有伪彩色显示法、断层显示法和三维显示法等。伪彩色显示法一般以某幅图像为基准图像，用灰度色阶显示，另一幅图像叠加在基准图像上，用彩色色阶显示。断层显示法常用于某些特定图像，可以将融合后的三维数据以横断面、冠状面和矢状面断层图像同步显示，便于观察者进行诊断。三维显示法将融合后的数据以三维图像的形式显示，使观察者可更直观地观察病灶的空间解剖位置，这在外科手术设计和放疗计划制订中有重要意义。

5. 伪彩色图像处理技术

伪彩色图像处理技术是将黑白图像经过处理变为彩色图像，可以充分发挥人眼对彩色的视觉能力，从而使观察者能从图像中取得更多的信息。通过使用伪彩色图像处理技术，可提高对图像特征的识别。临床研究对 CT 图像、MRI 图像、B 超图像和电镜图像等均进行了伪彩色图像处理技术的尝试，取得了良好的效果，部分图像经过处理后可以显现隐性病灶。

## 1.2.2 人工智能医学诊断的方式

现代医学是建立在实验基础上的循证医学,医生的诊疗结论必须建立在相应的诊断数据上。影像是重要的诊断依据,医疗行业80%～90%的数据都源于医学影像,所以临床医生有极强的影像需求。他们需要对医学影像进行各种各样的定量分析,以便能够完成诊断。

医学数字成像和通信(DICOM)与其他数字影像和通信一样,有一个储存和交换医学影像数据的标准解决方案。该标准自1985年第一版发布以来已经被修改多次,标准包含一个文件格式及一个通信协议。主要的DICOM数据库如表1.1所示。

表1.1 主要的DICOM数据库

| 主要的数据库 | 数据库所包含的内容 |
| --- | --- |
| Kaggle竞赛和数据库 | 关于肺癌和糖尿病视网膜病变的数据 |
| 可视化人体数据集 | 目前有中国、美国、韩国3个国家的可视化人体数据集。中国可视化人体数据集包括5套中国可视化人体断面解剖数据集和相应的CT/MRI数据集,其中男性标本2例,女性标本3例,标本年龄为22～35岁,中等体型 |
| Dicom数据库 | 一个以教学和科研为目的的免费线上医学DICOM图像和视频数据库 |
| Osirix数据库 | 提供了通过各种成像方式获得的人类数据 |
| Zubal幻影 | 提供了两名男性CT图像和MRI图像的多个数据 |

所有患者的医学影像都被保存在DICOM格式文件中。这个格式文件中保存着患者受保护的健康信息,如患者姓名、性别、年龄,还有一些医学影像的数据。"医学成像设备"创建了DICOM文件。医生们使用DICOM阅读器和能够显示DICOM图像的计算机应用程序来查看医学影像,并且根据医学影像的信息做出诊断。

但对于图像的识别,长久以来人工智能的研究者们大多采用图像匹配的方式进行,并没有找到较好的特征提取方式。直到2010年人们终于找到了更好的建模、训练的方法——深层神经网络,它可以自动做特征提取、表达抽取的工作,从此以后"深度学习"的概念就被广泛应用了。

深度学习属于表征学习,拥有较强的表征处理能力,可以很好地把很多现实问题转化为可以处理的形式。它擅长处理的是高维度、稀疏的信号,图像就是这些信号中的一种有代表性的形式。在医学影像领域使用的算法通常为卷积神经网络。

人工智能的本质是计算机通过对已有资料进行经验积累,自动提高对任务的处理性能。探索人工智能在医学影像方向有哪些参与方式,首先要知道人工智能拥有什么样的能力。我们按照自己对深度学习的理解,将人工智能在图像处理上的能力分为4类:影像分类、目标检测、图像分割和影像检索。这4类能力在医学影像上分别对应着图1.4中的4种功能。

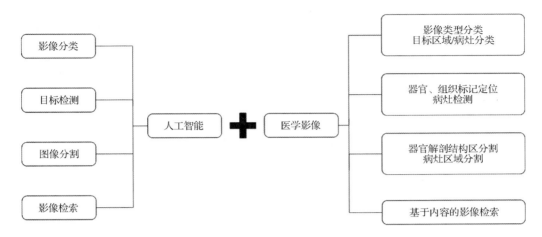

图 1.4 "人工智能+医学影像"的主要工作模式

人工智能参与医疗过程首先要做的是获得大量带标注的医学影像样本,然后尝试在其中找到一些关键点。以肝部疾病筛查为例,首先要找靠近肺和靠近肝的点,把关键点找到以后,结合肝的形状设定一个初始化模型,然后通过机器学习的方式学到边界应该是什么样的,病变应该是什么样的,尽量逼近它的边界信息,再通过它的形状特征进行进一步的完善,最后获得好的分割和筛查结果。这过程便是人工智能对图像的定位、分类和切割。

当把脏器分割、病变标记出来以后,就知道患者这个部位有病变,但是并不知道患了什么病,病情发展到了什么程度。这时便需要对病理图像进行分析,从而获得辅助判断依据。

病理分析是抽取疑似病变活体,放在显微镜上进行细胞形态分析的一种检验方式,是目前癌症的主要确诊方式。数字病理图像往往非常大,如部分肿瘤病理图像的分辨率达到了 20 万像素×20 万像素,有的甚至达到了 40 万像素×40 万像素,有非常多的细胞需要分析,这是极大的分析量,医生需要花费大量时间进行比对。随着病理图像包含的信息不断增加,这一工作交给医生来做开始变得不现实。

医院大数据中 85%左右的存储容量被影像数据占据,现在的计算机可以识别结构化的文本数据和结构化的影像数据,且正在探索将功能性医学影像和结构性图像相融合的方式,以获得更好的诊疗效果。将上述 4 类能力进行组合,便得到了人工智能在医学影像上的具体应用。

## 1.2.3 人工智能技术对医学影像的影响

近年来,随着大规模图像数据的产生和计算能力的飞速发展,人工智能技术(尤其是深度学习技术)在计算机视觉和图像处理领域取得了突破性的研究成果,其强大的特征学习能力引起了广泛的关注。将人工智能技术应用到医学影像处理中,不但能够提高效率,而且为后续医生进行病情分析提供了辅助。人工智能技术对医学影像的影响主要体现在以下 3 点。

### 1. 将信息更好地呈现给医生

医学成像越来越容易，分辨率越来越高，医生要看越来越多的影像，但是医生需要的不是数据，而是信息，如何将信息更好地呈现给医生呢？人工智能能够完成脏器的定位、分类及分割工作，并将可疑位置进行标注，相当于为医生去除了干扰项，将更为直接的信息呈现出来。

### 2. 帮助医生定量分析

医生非常擅长定性分析。有经验的医生 3s 内就可以根据医学影像大致判断是什么问题，但是需要一些工具做更精准的判断，定量的分析靠眼睛很难做到。其中包括多模态分析、历史图像的比较、患者人群的分析等各种工作，都不是简单依靠眼睛就能完成的，而是需要图像分割、图像配置、功能图像分析等图像处理和智能化方法。

### 3. 能够解决成像和智能图像识别的问题

传统的医学诊疗过程中，成像和智能图像识别是分开的，技师拍片子，医生做分析。实际上，只有两者结合起来才能更有效地优化系统，为医生提供更好的服务。传统方式和人工智能阅片的区别如表 1.2 所示。

表 1.2 传统方式和人工智能阅片的区别

| | 传 统 方 式 | 人 工 智 能 |
| --- | --- | --- |
| 阅片方式 | 医生逐张察看，凭借经验进行判断 | 机器完成初步筛选、判断，交由医生完成最后判断 |
| 阅片时间 | 阅片时间长，医生查看一套 PET 影像需要 10min 以上，且需反复观看确认 | 阅片时间短，人工智能能够快速完成初步筛选，交由医生进行判断，能够大幅缩短医生阅片时间 |
| 准确率 | 个体差异较大，医生阅片能力的高低严重依赖个人经验，且医生长时间阅片会产生疲劳，导致准确率下降 | 全面性：医生会根据经验挑切片中的重点可疑区域来观察，而机器可以完整地观察整张切片而无遗漏；<br>稳定性：机器不需要休息，不会因疲劳状态影响其诊断结果，能保持完全的客观、稳定和复现 |

就成像来说，一方面，高水平的医生是少数，尤其是基层医院，重复的成像会造成资源的浪费；另一方面，高级成像功能复杂，医师稍微调整序列和参数，就能对图像质量造成很大影响。因此，需要建立一个标准化、个性化的流程。

此外，随着三维成像技术的出现，医生有时可以不用再看上百张平面 CT 图像，直接看立体图像即可。

针对异常的图像，智能影像系统直接标注出病灶、结节等异常的地方，医生只需要审核一下就可以，从而提高了医生的效率。总体来说，成像和图像分析结合起来，筛除健康人的图像,呈现给医生异常的图像,并做初步的标注,从而极大地提高了医生的效率和诊断的稳定性,并在定量分析上带来了前所未有的新方式。

## 1.2.4 人工智能技术在医学影像领域的应用

人工智能技术在医学影像领域目前的应用方向主要有 3 类,即疾病筛查、靶区勾画、脏器三维成像。本节主要介绍应用较多的肺部筛查、糖网病筛查、靶区勾画、脏器三维成像、病理分析和辅助治疗。

### 1. 肺部筛查

人工智能进行肺部筛查的步骤:①使用图像分割算法对肺部扫描序列进行处理,生成肺部区域图像,根据肺部区域图像生成肺部图像,如图 1.5 所示;②利用肺部分割生成的肺部区域图像,加上结节标注信息生成结节区域图像,训练基于卷积神经网络的肺结节分割器,对图像做肺结节分割,得到疑似肺结节区域;③找到疑似肺结节后,使用 3D 卷积神经网络对肺结节进行分类,得到真正肺结节的位置和置信度。

目前,人工智能产品对肺结节的识别检出准确率在 90%左右(每个公司的情况不一样,但是只要是报道出来的,都声称人工智能产品的水平高于医生平均水平),但是医学人工智能对肺结节良、恶性的判断还处于研发阶段,最终诊断结果需要医生结合临床来做决定。

除了利用 CT 图像等放射影像进行肺癌的辅助诊断、筛查,也有公司利用病理图像和大数据模型进行辅助诊断和筛查。例如,Deep Care 就尝试利用病理图像帮助医生辅助诊断肺癌,但是这项技术还在研发中。该公司之前还将这项技术应用于乳腺癌的检测中,目前准确率已经达到 92.5%。

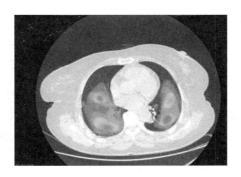

图 1.5 肺部筛查

### 2. 糖网病筛查

糖网病是"糖尿病性视网膜病变"的简称,是常见的视网膜血管病变,也是糖尿病患者的主要致盲眼病。我国是全球 2 型糖尿病患者最多的国家之一,随着糖尿病患者的增多,糖尿病的患病率、致盲率也在逐年升高，其是目前排在第一位的致盲性疾病。医学研究表明，糖尿病、高血压、高血脂是糖尿病发生的重要危险因素。

因为糖网病早期往往没有任何临床症状，而一旦有症状，病情已较严重，容易错过最佳治疗时机，所以糖网病的治疗效果取决于治疗是否及时。但是由于我国眼科医生匮乏、居民重视程度不高，目前我国糖网病筛查的比例不足10%。

糖网病筛查没有大面积普及，一方面是因为医生少、患者多，另一方面也存在一些客观问题。

（1）糖网病患者基数大，增长快，眼底设备的普及速度远远无法满足需求。但是由于眼底设备昂贵，对于欠发达地区来说，大量采购并不现实。

（2）随着人们对糖网病筛查的重视及国家的推进，眼底读片的需求在增加，现有医生的数量已经无法承担这些工作量，导致医生过劳、误诊、漏诊的情况出现。另外，有经验的医生也并不愿意一直做读片的工作，他们希望有更多的时间做一些研究，出新的成果，这就导致医生的数量更加紧张。

（3）从事眼底读片的医生培训速度慢，存在差异性，也就导致不同的医生读片结果存在差异，致使诊断结果缺乏定量信息。

（4）眼底读片的数据管理与分析操作难度大，目前现状是数据存档保存，但数据整理工作量大，因此再次利用读片数据的难度很大。

（5）糖网病患者往往因为高龄或罹患全身多系统并发症而出行不便，居住地又距地区内有足够眼病服务能力的医疗机构较远，在医疗机构等待或检查时间又较长。

这些痛点主要是因为医患供需不平衡导致的，而图像识别是人工智能的专长，利用人工智能进行初步筛查，将大大改善目前糖网病筛查的现状。

### 3．靶区勾画

靶区勾画与治疗方案设计占用了肿瘤医生大量时间。

放疗是肿瘤三大治疗方式中最为主流的治疗方式（其他两种是手术和化疗），相对于诊断，治疗更切入医疗的核心。每个肿瘤患者的 CT 图像在 200 张左右，医生在勾画时，需要给每张图像上的器官、肿瘤位置进行标注。这个过程按照传统的方法要耗费医生 3~5h，找到肿瘤位置之后，医生还需要根据肿瘤的大小、形状等设计放射线的具体照射方案或者手术方案，这里面也包含了不同位置不同的放射剂量。

如果一切顺利，患者按照医生最初的设计方案治疗、好转，最后康复。但是有时事与愿违，第一个疗程的治疗由于靶区勾画不准确或者肿瘤的变化，导致治疗无效（肿瘤组织减少小于30%），这时就需要更改治疗方案，这就需要医生重新为患者做勾画、做方案。

我们国家肿瘤患者平均的等待时间为 2~3 周，医生把时间放在一个患者身上，另一个患者就要继续等待，而这有可能会错过最佳治疗期。

靶区勾画与治疗方案设计具有一定的技术含量和需要医生的经验，但是其中包含了大量的重复工作，这些劳动密集型的工作是人工智能的专长，利用人工智能做这些事情将节约肿瘤医生大量的时间。靶区勾画示意图如图 1.6 所示。

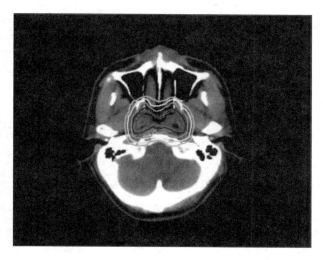

图 1.6　靶区勾画示意图

### 4．脏器三维成像

脏器三维成像是指人工智能以磁共振、CT 等的医学影像数据为基础，对目标脏器定位分割，在计算机上显示患者的内部情况。将患者的磁共振、CT 等的医学影像数据输入计算机后，计算机上显示患者的内部情况。医生手中的探针指向哪里，系统实时更新显示，使医生对患者的解剖位置一目了然，从而使外科手术更快速、更精确、更安全。

自动重构器官真实的三维模型，实现医生可通过专用设施，在增强现实混合空间中全方位直接观看到患者真实人体结构的解剖细节，并可通过手势和语音操作，实时进行器官和病变的立体几何分析，精确测量目标结构的区位、体积、径线、距离等参数，同时还可进行虚拟解剖作业、模拟手术切除、手术方案设计和手术风险评估。

脏器三维成像产品最早出现在手术导航系统中，但早期准确率不高，随着人工智能的加入，成像结果趋于准确，逐渐为医生所接受。脏器三维成像主要应用在外科手术中，能够将患者术前或术中影像数据和手术床上患者解剖结构准确对应，帮助医生了解病灶与器官管道系统间的相互关系，计算器官和病变体积，从而确定手术切除线路，可以极大地提高外科医生的手术准确度，减小手术创面，最大限度减轻患者肉体上的痛苦。脏器三维成像示意图如图 1.7 所示。

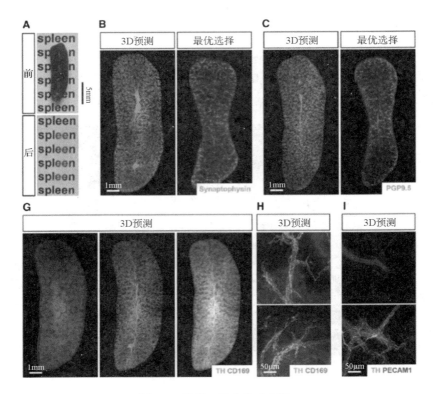

图 1.7　脏器三维成像示意图

**5．病理分析**

即使是经过严格训练的病理医生，对同一个患者的诊断也存在差异性，这种差异性是造成误诊的重要原因。例如，医生对某些形式的乳腺癌和前列腺癌的诊断一致性低至 48%。

医生所做的诊断缺乏一致性并不奇怪，因为要想做出准确的诊断，医生必须在大量的检查信息上进行判断。通常情况下，病理医生负责审查病理切片上可见的所有生物组织，但是每个患者有很多病理切片，经过 40 倍放大后每个切片上都有 100 多亿的像素。既要浏览 1000 多张百万像素的图片，又要为每个像素负责。这需要阅读大量的数据，但是医生时间和精力都是不够的。

为了解决有限的时间和诊断准确性的问题，将人工智能引入数字病理学研究成为最好的办法之一。人工智能可以缩短病理诊断的时间、提升诊断效率，还能提供更加准确的诊断结果。人工智能的有效使用可以真正帮助病理医生提升判读水平，从精准诊断开始，真正实现精准医疗。

人工智能给数字病理研究带来了革命性的变化。例如，利用深度学习算法辅助病理医生工作，可以确定病理图像是扩散到淋巴结的乳腺癌，还是扩展到临近乳房的乳腺癌。

#### 6. 辅助治疗

肿瘤的辅助治疗通常是指手术后给予的治疗，用于消灭体内仍然残余的癌细胞，从而降低肿瘤复发或向其他部位散播的风险。辅助治疗一般包括放疗、化疗、激素治疗、靶向治疗或生物疗法。目前人工智能影像在这方面的应用有一些特定的挑战，包括有限的临床结果数据、剂量和治疗分期的多样性、放化疗的相互结合、基因数据的获取渠道等。从临床常规的工作流出发，人工智能技术在下面几个方面提升临床治疗的质量和有效性。

（1）人工智能技术在患者病情评估和方案制订方面：将医学影像数据与临床、病理、基因数据结合，从而决定采用哪种合适的治疗方案。集成了所有这些信息的模型可以预测疼痛减轻时间、毒性风险、生存期，能够优化决策制定，最大化提高患者的生活质量，给出高质量的管理。例如，有许多研究采用影像组学的方法，针对结缔组织相关的间质性肺病，找到对糖皮质激素敏感的患者。研究表明，对这类患者，短期高剂量的糖皮质激素是一种很有潜力的治疗方案。乳腺钼靶利用人工智能可以对患者进行比较好的评估，有效地分析肿瘤区域的良、恶性，为医生提供较大的帮助。

（2）人工智能技术在治疗前规划方面：在治疗过程中，首先，根据需要对用来手术规划的图像进行预处理，主要涉及不同图像模式间的转换、降噪、配准等。其次，自动勾画靶区和受累器官。例如，有研究采用 SAE 模型分割前列腺，和现在的手动提取特征的方法相比，准确率提高很多。在预测分割上，深度学习也发挥了很大的作用，在膀胱癌的放疗过程中通过勾画区域，可以大大提高手术便利程度。乳腺 MRI 产品利用 U-Net 网络进行分割，准确给出病灶区域的位置和形状，可以为手术规划提供比较好的建议。

（3）人工智能技术在治疗管理方面：深度学习可以用来监控患者术中由于呼吸导致的器官运动，此外，还将 3D 摄像机放在手术室中，这样一个基于深度学习的系统能自动识别机架和床，从而保证患者有正确的体位，可以避免不必要的辐射和运行中的机架碰撞导致的危险。

（4）人工智能治疗后随访方面：患者在辅助治疗后，影像上的特征和对肿瘤标志物的响应会随着疗程逐渐变化，将这些信息和临床特征结合起来，可以对治疗疗效进行评估。这些工作主要集中在影像组学上，首先提取一些定量影像信息，包括大小、形态、纹理、体素间关系、分形特征等，然后采用深度学习研究这些影像信息和病理及临床疗效的关系。乳腺钼靶和 MRI 全流程的产品，利用 U-Net 网络进行病灶区域分割，对比治疗前后的变化，从而给医生治疗提供更加精准的信息。

## 1.3　深度学习医学影像应用

随着深度学习等技术的发展，传统医学影像处理技术得到进一步发展，过去许多传统方法难以克服的困难，利用深度学习技术得到很大改善。深度学习等技术所解决的医学影像问题主要是分割、识别、分类和配准 4 个方面。

### 1．深度学习医学影像分割

近几年，基于深度学习的分割方法已在图像分割领域取得了显著成就，其分割准确度已经超过了传统的分割算法。典型的用于图像分类的卷积神经网络由于其后端使用的是全连接层，要求输入图像的大小固定不变，且这种方法存在存储开销过大和计算效率低下的缺点。全卷积神经网络采用了端到端学习模式，实现了输出图像像素级分类，保证了对任意尺寸的图像都能进行处理和网络输出图像大小与输入图像大小一致，实现了网络端到端的操作，但其得到的结果相对较为粗糙。U-Net 网络结构更适用于医学影像分割，并且针对数据量很小的生物医学影像数据集进行图像处理，获得了较好的分割结果，分割结果比 FCN 更加精准。

自从 U-Net 方法被提出后，其在医学影像分割中受到了研究者们的青睐，大多数的研究者在进行医学影像分割时最先采用的网络模型便是 U-Net，并在 U-Net 的基础上提出了改进。例如，引入类似 ResNet 的短连接结构；将类似 U-Net 的网络结构与循环网络单元 GRU 结合；将 U-Net、残差网络结构与循环神经网络结构结合；将 2D U-Net 延展到 3D 图像领域。最近，这些技术也与医学影像分割算法中的其他技术联合使用以进一步增强其效果。多尺度特征融合、后处理等技术均在不同层面改善了分割的效果。

深度学习在医学影像处理中具有重要的理论研究意义和实用价值。在医学影像分割方面，虽然研究时间不长，但近几年发展迅速，在肺部影像分割等领域实现了应用落地，取得了一定成果。

### 2．深度学习医学影像识别

当前疾病识别方面主流的研究方案包括端到端识别方案和基于病灶检出的方案。端到端识别方案试图借助深度学习模型直接对输入影像的疾病进行识别，这种方案对病灶比较明显且占影像中较大比例的数据来说能取得较优的结果，常用的模型有 ResNet、DenseNet 等。但对于那些不易察觉的、非常小的病灶，深度学习很难捕捉到病灶的关键位置，因此就难以得到准确的识别结果。因此，对于这类问题通常有两种解决方法：第一种方法是先通过分割等手段将病灶所在部位提取出来，再对局部区域进行识别，这种方法常用在具有明确解剖位置的病灶上，如肝癌；第二种方法是借助注意力机制（Attention）自动地让模型捕捉到关键区域，降低无关区域的影响，在肺炎、糖尿病视网膜病变等应用中，这种方法学习到的关键区域主要覆盖在病灶及其相关位置附近，因此可以作为弱监督下的病灶定位方法。基于病灶检出的方案需要训练一个检测模型，因此需要对病灶的位置和类别进行标注来作为训练数据，在使用时，检测模型可对应给出病灶的位置和类别信息。主流检测模型可以分为一阶段模型和两阶段模型，一阶段模型直接对病灶位置进行预测，如 YOLO（You Only Look Once）、SSD（Single Shot MultiBox Detector）等，而两阶段模型则增加了一个病灶位置优化的过程，如 Faster RCNN、特征金字塔网络（Feature Pyramid Networks，FPN）等。检测模型可以同时支持多种疾病病灶位置的定位，由于不同病种、不同病灶的大小范围变化较大，FPN 基于在不同层上分别进行病灶检出，大大提高了效果，成为现在最常用的检测框架之一。后续也有研究学者从特征区分能力、定位精度、效率等方面进行了改进。一般情况下，若当前影像检测到了病灶，则该影像便可以被判定为患有对应的疾病，但这种方法对检测精度的要求很高，在有些任务上可能无法满足要求，因此可以在检出病灶后将所有病灶进行信息融合再做一次联合预测得到最终影像的识别结果。

#### 3. 深度学习医学影像分类

医学影像分类主要是对一些医学成像进行良恶性的诊断或者分级的诊断。图像的预处理、特征提取和分类器的构造是图像分类的重要内容。其中，图像预处理主要是对图像进行滤波和标准化处理，以便对后续的图像进行处理。图像的特征描述是图像本身具有的特性，并对其特有属性进行描述。依据图像本身的性质，图像特征提取是指根据指定的图像分类方法选取恰当的特征进行特征提取。依照我们所提取的特征组建相应的分类器，这样的目的是可以对目标图像进行分类处理。

使用人工方法进行图像特征提取是传统的图像分类技术常用的方法之一，常见的图像特征有形状颜色和纹理结构等。K 近邻（K Nearest Neighbors，KNN）、支持向量机（Support Vector Machine，SVM）和朴素贝叶斯等都是传统的分类器，这几种分类器对于处理简单的图像来说，分类效果良好，不仅操作起来十分简便，而且耗时短，对计算机配置要求不高。这些优点一直深受使用者们的一致好评。但对于辅助医疗诊断并进行医学影像处理操作来说，这几种分类器很显然达不到理想的分类效果。

不同于传统的图像分类方法，计算机的大力发展加快了图像处理技术的脚步，深度学习这一概念出现在我们的视野中。深度神经网络在图像分类研究中占据主导地位，这种方法不用再像传统的图像分类方法一样使用人工方法进行图像特征提取，相反它采用卷积神经网络对训练集进行学习并自行选择图像特征深度神经网络，更好地完善了人工提取特征带来的一系列难题，还能有效地提高医学影像分类的准确率。

#### 4. 深度学习医学影像配准

医学影像配准技术是为了得到不同来源或不同时间的图像中对应于同一解剖位置的点之间的对应关系而发展起来的，旨在寻找不同个体、时间点、模态的图像间的对应信息。最近，深度学习在图像配准领域也取得了一些成果。深度学习可以自动学习和抽取与图像配准相关的高维特征，与人工设计的特征相比更加有效，结果也更加稳健。基于深度学习的配准方法可以达到秒级的计算时间。目前，使用深度学习的配准方法主要分为测度学习、形变场学习，这些方法可通过无（半）监督学习方式实现配准网络的训练。

测度学习是用成对的已配准好的图像或者图像块作为训练数据，学习相似性度量，用于替代归一化互相关（Normalized Cross Correlation，NCC）、归一化互信息等预定义的相似性度量。

形变场学习使用成对的图像，以及两者之间的形变场或者速度场来学习图像对之间的形变场。使用已知图像对的速度场学习形状匹配，能够解决心脏图像配准的问题。引入相似性辅助线索信息及关键点采样，可以改善形变场的学习过程。利用强化学习理论对配准形变参数建模，结合提出的数据增强生成器，能够解决胰腺图像的配准问题。

无（半）监督学习不需要监督信息或者只需要部分监督信息，使用深度网络模拟传统方法中的梯度下降的过程，从而学习图像间的形变场。引入变分贝叶斯理论和微分同胚理论，修改单一的 NCC 损失函数，用无监督的配准神经网络生成形变场，使得精度更高、耗时更短。引入仿射变换网络和多层级网络来实现 CT、MRI 图像的配准，实现对尺度不一致的多模态图像进行配准的端到端深度网络。

## 1.4　用于医学影像的其他人工智能算法

### 1. 小样本

深度学习已经广泛应用于各个领域，解决各类问题。例如，在图像分类问题中，区分飞机、汽车、猫、鸟等目标的准确率目前可以轻松做到 94%。然而，深度学习是一种严重依赖于数据的技术，需要大量标注过的样本才能发挥作用。现实世界中，有很多问题是没有这么多的标注数据的，获取标注数据的成本也非常高，如在医疗领域、安全领域等。因此，这样的问题统称为小样本问题，它面临的挑战主要是在训练过程中只能借助每类少数几个标注样本识别从未见过的新类型，且不能改变已经训练好的模型。当标注数据量比较少时，就需要泛化这些罕见的类别，而不需要额外的训练，因为训练会因为数据少、代价高、周期长而无法获得收益。近几年出现了几种解决小样本问题的方法，这些方法被称为 Few-shot Learning，若只有一个标注样本，则称为 One-shot Learning。目前，小样本学习的研究成果主要基于把已知类别的一些信息迁移到新的类别上，利用无监督学习或半监督学习等方法也是未来可能的发展方向。

### 2. 数据分布式训练

医疗人工智能诊断模型需要足够多的多中心样本进行训练。而医疗机构往往分别存储患者数据，不支持数据共享。因此，一种有效的解决方案是数据分布式训练。目前，数据分布式训练有以下 3 类方法。

（1）从优化层面考虑，可以在多中心训练时，贡献优化的梯度。每家机构的机器拥有独立的模型副本，根据自身的数据计算梯度，机构之间的通信均通过一个核心参数服务器组。该参数服务器组汇总各家机构的梯度，更新模型参数的当前状态，再把更新后的参数分发到各家机构的机器上。这一做法的优势在于如果某个模型副本的对应机器失效，那么其他机器上的模型副本仍然可以继续处理自身数据并更新参数服务器中的模型参数。但是因为模型副本平行地获取参数和传送梯度值，所以在同一时间戳上，可能会出现单个模型副本中的参数不一致的现象。每次迭代，不同中心先根据自家的梯度独立计算更新后的参数，然后所有中心的参数经过平均后统一用于更新各个中心的模型副本。这类方法可以精确地计算梯度或权重，但需要中心之间的大量通信。

（2）从模型层面考虑，即在模型训练结束后，通过模型的集成达到模型共享的目标。这类方法操作简单，不需要中心之间的频繁通信，但是往往难以达到数据共享模型的准确率。

（3）综合考虑模型和优化层面，将两者结合起来，同时考虑不同中心之间模型优化和性能的相关性。这类方法是前两类方法的折中，不需要频繁地在多中心之间交换模型，同时能够接近数据共享模型的精度。

### 3. 多模态

影像检查存在 CT、MRI、DR 等多种模态，除此之外还有临床信息、检验报告等非图像的数据，如果能合理地利用多模态的数据，系统的效果将会大大提升。在医学影像处理领域，多模态的数据主要通过信息融合来提升效果，包含 Early Fusion 和 Late Fusion 两种方式。以识别任务为例，Early Fusion 是指先对不同模态的数据分别提取特征，然后将特征进行融合，最后经过分类器进行判别。特征可以是基于传统图像处理方法的形态特征（如形状、大小）、表观特征（如局部二值模式、尺度不变特征变换），也可以是基于深度学习的隐层特征（如卷积层、全连接层），后者是通过大规模数据的学习得到的，可解释性较差。

为了保证隐层特征具有足够的区分能力和较低的维度，往往选取深层的特征，也有方法先在浅层将不同模态数据的特征利用十字交叉连接的方式进行信息互补，再在高层提取特征。非图像数据的特征往往通过编码、量化等手段获得，不同图像数据和非图像数据的特征维度、量纲都可能不统一，在特征融合前常需要对特征进行归一化处理。特征融合可以通过简单的特征拼接操作完成。但是不同特征之间可能会存在冗余，因此可以借助正则化、主成分分析（PCA）等策略对特征进行选择，也有研究先使用注意力机制学习得到不同特征的权重，再进行融合。

Late Fusion 是指先将每种模态的数据单独训练一个分类器，然后将不同分类器的结果进行融合,这种方法属于集成学习(Ensemble Learning)。融合方式包括取平均值、最大值、投票等,也可以利用加权平均来自适应地决定不同分类器对结果的影响。例如,给准确率较高的分类器设定较高的权重,或者给信息量更丰富的数据模态训练得到的分类器更高的权重(如 CT 和 DR 两种模态,CT 权重更高些)。

## 本章小结

本章介绍了智慧医疗的概念,阐述了当下社会智慧医疗发展的优势与未来的发展方向;在人工智能应用于医学影像方面主要介绍了人工智能在哪些医学影像处理领域得到了应用与"人工智能+医学影像"的研究方法进展,便于读者了解人工智能结合医学影像的发展历程;还介绍了医学影像中的人工智能算法的最新进展,为后续人工智能算法的学习奠定基础。

## 习题 1

1. 智慧医疗的概念是什么?有哪些特性?
2. 简述智慧医疗的优势所在。
3. 人工智能在医学影像中的应用目前主要覆盖哪些方面?
4. 你对人工智能在将来的发展作何展望?
5. 计算机视觉领域中哪些算法在医学影像中得到了应用?
6. 人工智能可以为医学影像带来什么改变?
7. 对于我们个人来讲,智慧医疗该如何发展?
8. 对于社会来说,智慧医疗建设对社会发展有什么帮助?
9. 医学影像包括哪些影像技术?
10. 简述图像分割的流程。

# 第 2 章
# 编程基础

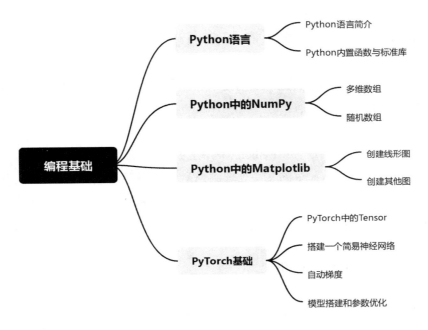

### 本章导读

对于想要从事深度学习相关工作的人而言,掌握一种编程语言是必不可少的;对于既没有编程经验又想要从事编程开发的人而言,将 Python 作为第一种编程语言再合适不过了,因为 Python 不仅简单易学,而且是一种集解释性、编译性、互动性和面向对象等优点于一身的高级脚本语言。本章介绍了 Python 的基本知识,除了编程工具的选择,在开始深度学习项目之前,选择一个合适的框架是非常重要的,本章还介绍了流行的编程框架——PyTorch 的使用方法,通过示例使读者在实践中更好地掌握深度学习框架 PyTorch 的使用方法。

### 本章要点

- Python 语言的使用。
- 深度学习框架 PyTorch 的使用。

## 2.1 Python 语言

### 2.1.1 Python 语言简介

Python 领先于所有其他语言，超过 60%的机器学习开发人员在开发中使用它，因为 Python 很容易学习、可扩展和开源。后面章节中的示例程序，都是用 Python 编写的，在这里介绍一下 Python 的相关理论知识。Python 是一种解释型、面向对象、动态数据类型的高级程序设计语言。Python 的设计具有很强的可读性，它具有比其他语言更有特色的语法结构。

（1）Python 是解释型语言：这意味着开发过程中没有了编译这个环节，它类似于 PHP 和 Perl 语言。

（2）Python 是交互式语言：这意味着可以在一个 Python 提示符>>>后直接执行代码。

（3）Python 是面向对象语言：这意味着 Python 支持面向对象的风格或代码封装在对象的编程技术。

（4）Python 是初学者的语言：Python 对于初级程序员而言，是一种伟大的语言，它支持广泛的应用程序开发，从简单的文字处理到 WWW 浏览器再到游戏。

Python 具有易于学习、易于阅读、易于维护、广泛的标准库等特点，是现如今深度学习领域广泛应用的语言，也是编程零基础或基础薄弱的同学的首选快速入门的编程语言。

### 2.1.2 Python 内置函数与标准库

**1. Python 内置函数**

Python 解释器自带的函数叫作内置函数，这些函数可以直接使用，不需要导入某个模块。Python 提供了若干内置函数，表 2.1 列举了 Python 常用的内置函数及其对应的功能。

表 2.1 Python 常用的内置函数及其对应的功能

| 函 数 | 功 能 |
| --- | --- |
| abs() | 求数值的绝对值 |
| all() | 用于判断给定的参数中的所有元素是否都为 True，如果是，则返回 True；否则返回 False（元素除 0、空、None、False 外都算 True） |
| any() | 用于判断给定的参数是否全部为 False，如果是，则返回 False；如果有一个为 True，则返回 True |
| ascii() | 返回一个表示对象的字符串 |
| bin() | 返回一个整数 int 或者长整数 longint 的二进制表示 |
| bool() | 用于将给定参数转换为布尔类型，如果没有参数，则返回 False |
| bytearray() | 返回一个新的字节数组，该数组中的元素是可变的，并且每个元素的值范围为[0,256) |
| bytes() | 返回一个新的 bytes 对象，该对象是一个在[0,256)范围内的整数不可变序列 |

续表

| 函 数 | 功 能 |
|---|---|
| callable() | 用于检查一个对象是否是可调用的，如果返回 True,则 object 对象仍然可能调用失败；如果返回 False,则调用 object 对象绝对不会成功 |
| chr() | 用一个整数作参数，返回一个对应的字符 |
| classmethod() | 修饰符对应的函数不需要实例化，不需要 self 参数，但第一个参数需要是表示自身类的 cls 参数，可以用来调用类的属性、类的方法，以及实例化对象等 |
| compile() | 将字符串编译为代码或者 AST 对象，使之能够通过 exec 语句来执行或者使用 eval 进行求值 |
| complex() | 用于创建一个值为 real+imag*j 的复数或者转换一个字符串或数为复数。如果第一个参数为字符串，则不需要指定第二个参数 |
| delattr() | 用于删除属性 |
| dict() | 用于创建一个字典 |
| dir() | 不带参数时，返回当前范围内的变量、方法和定义的类型列表；带参数时，返回参数的属性、方法列表 |
| divmod() | 接收两个数字类型（非复数）参数，返回一个包含商和余数的元组 (a//b,a%b)。在 Python3.x 版本中，该函数不支持复数 |
| enumerate() | 用于将一个可遍历的数据对象（如列表、元组或字符串）组合为一个索引序列，同时列出数据和数据下标，一般用在 for 循环中 |
| eval() | 用于执行一个字符串表达式，并返回表达式的值 |
| exec() | 用于执行存储在字符串或文件中的 Python 语句 |
| filter() | 用于过滤序列，过滤掉不符合条件的元素，返回一个迭代器对象，如果要转换为列表，则可以使用 list() 来转换 |
| float() | 用于将整数和字符串转换成浮点数 |
| format() | 格式化字符串的函数 |
| frozenset() | 返回一个冻结的集合，冻结后集合不能再添加或删除任何元素 |
| getattr() | 返回一个对象属性值 |
| globals() | 会以字典类型返回当前位置的全部全局变量 |
| hasattr() | 检查对象是否含有属性 |
| hash() | 用于获取一个对象（字符串或数值等）的哈希值 |
| help() | 用于查看函数或模块用途的详细说明 |
| hex() | 用于将一个指定数字转换为十六进制数 |
| id() | 用于获取对象的内存地址 |
| input() | 接收键盘输入的字符 |
| int() | 用于将一个字符串或数字转换为整型 |
| isinstance() | 判断一个对象是否是一个已知的类型，类似 type() |
| issubclass() | 用于判断参数 class 是否是类型参数 classinfo 的子类 |
| iter() | 用于生成迭代器 |
| len() | 返回对象（字符、列表、元组等）长度或项目个数 |
| list() | 用于将元组或字符串转换为列表 |
| locals() | 会以字典类型返回当前位置的全部局部变量 |
| map() | 使用指定方法作用传入的每个可迭代对象的元素，生成新的可迭代对象 |

续表

| 函　　数 | 功　　能 |
|---|---|
| max() | 返回给定参数的最大值,参数可以为序列 |
| min() | 返回给定参数的最小值,参数可以为序列 |
| next() | 返回迭代器的下一个项目 |
| object() | 创建一个新的 object 对象 |
| oct() | 将一个整数转换成八进制字符串 |
| open() | 使用指定的模式和编码打开文件,返回文件读/写对象 |
| ord() | 返回 Unicode 字符对应的整数 |
| pow() | 返回两个数值的幂运算值或传入的参数与指定整数的模值 |
| print() | 用于打印输出 |
| property() | 标示属性的装饰器 |
| range() | 根据传入的参数创建一个新的 range 对象 |
| repr() | 返回一个对象的字符串表现形式(给解释器) |
| reversed() | 反转序列生成新的可迭代对象 |
| round() | 对浮点数进行四舍五入求值 |
| set() | 根据传入的参数创建一个新的集合 |
| setattr() | 设置对象的属性值 |
| slice() | 根据传入的参数创建一个新的切片对象 |
| sorted() | 对可迭代对象进行排序,返回一个新的列表 |
| staticmethod() | 标示方法为静态方法的装饰器 |
| str() | 返回一个对象的字符串表现形式(给用户) |
| sum() | 对元素类型是数值的可迭代对象中的每个元素求和 |
| super() | 根据传入的参数创建一个新的子类和父类关系的代理对象 |
| tuple() | 根据传入的参数创建一个新的元组 |
| type() | 返回对象的类型,或者根据传入的参数创建一个新的类型 |
| vars() | 返回当前作用域内的局部变量和其值组成的字典,或者返回对象的属性列表 |
| zip() | 聚合传入的每个迭代器中相同位置的元素,返回一个新的元组类型迭代器 |

### 2. Python 标准库

根据来源的不同,随 Python 编译环境一起安装的库称为标准库,其他库称为扩展库,也称为第三方库。

Python 解释器也是一个程序,它给用户提供了一些常用功能,并给它们起了独一无二的名字,这些常用功能就是内置函数。Python 解释器启动以后,内置函数也生效了,可以直接拿来使用。

Python 标准库相当于解释器的外部扩展,它并不会随着解释器的启动而启动,要想使用这些外部扩展,必须提前导入。Python 标准库非常庞大,包含了很多模块,要想使用某个函数,必须提前导入对应的模块,否则函数是无效的。

内置函数是解释器的一部分,它随着解释器的启动而生效;标准库函数是解释器的外部扩展，导入模块以后才能生效。一般来说，内置函数的执行效率要高于标准库函数。

Python 解释器一旦启动，所有的内置函数就都生效了；而导入标准库的某个模块后，只是该模块下的函数生效，并不是所有的标准库函数都生效。

内置函数的数量必须被严格控制，否则 Python 解释器会变得庞大和臃肿。一般来说，只有那些使用频繁或者与语言本身绑定比较紧密的函数，才会被提升为内置函数。

要调用已安装好的库函数，必须使用以下格式之一的语句引入库到当前的程序中。

（1）import 语句格式：

```
import 模块名 [as 别名]
```

在调用模块中的函数时，引用格式为：

```
模块名.函数名
```

（2）from…import…语句格式：

```
from 模块名 import 函数名 [as 别名]
```

该命令只引入库中的指定函数，引入后可以直接调用函数。

```
函数名(参数)
```

（3）from…import *语句格式：

```
from 模块名 import *
```

该语句引入模块中的所有函数，引入后可直接调用库中的所有函数。Python 标准库及其功能如表 2.2 所示。

表 2.2　Python 标准库及其功能

| 名　称 | 功　能 |
| --- | --- |
| datetime | 为日期和时间处理同时提供了简单和复杂的方法 |
| zlib | 直接支持通用的数据打包和压缩格式：zlib、gzip、bz2、zipfile 及 tarfile |
| random | 提供了生成随机数的工具 |
| math | 为浮点运算提供了对底层 C 函数库的访问 |
| sys | 工具脚本经常调用命令行参数。这些命令行参数以链表形式存储于 sys 模块的 argv 变量中 |
| glob | 提供了一个函数用于从目录通配符搜索中生成文件列表 |
| os | 提供了不少与操作系统相关联的函数 |

## 2.2　Python 中的 NumPy

NumPy 是一个 Python 包，它代表"Numeric Python"，是一个由多维数组对象和用于处理数组的例程集合组成的库。Numeric，即 NumPy 的前身，是由 Jim Hugunin 开发的。2005 年，Travis Oliphant 通过将 Numarray 的功能集成到 Numeric 包中来创建 NumPy，这个开源项目有很多贡献者。

NumPy 拥有线性代数和随机数生成的内置函数。使用 NumPy，开发人员可以执行以下操作。

（1）数组的算术运算和逻辑运算。

（2）傅里叶变换和用于图形操作的例程。

（3）与线性代数有关的操作。

在使用深度学习做项目时，常常用 NumPy 来存储损失值、计算损失函数等。

### 2.2.1 多维数组

在 NumPy 中非常重要的一个应用就是多维数组对象。为了更好地理解多维数组对象，可以将它想象成一个用于存放数据的表格，在这个表格中存放的都是同一种类型的数据，当想要提取表格中的某个数据时，可以通过索引值来完成，索引值使用整数来表示。

#### 1．创建多维数组

```
1. import numpy as np
2. np.array([1,2,3])
```

这是一段创建一维数组的代码，其方法是直接在 array 中传入一个带有参数的列表，这个列表会被转换成数组。同理，可以创建更高维的数组，比如：

```
1. import numpy as np
2. np.array([1,2,3],[4,5,6])
```

也可以创建维度指定且元素全为 1 的数组：

```
1. import numpy as np
2. np.ones([2,3])    # 其中[2,3]指的是数组维度
```

同理，使用 np.zeros()可以创建维度指定且元素全为 0 的数组；使用 np.empty()可以创建维度指定且元素全为随机数的数组。

#### 2．多维数组的常用属性

创建如下数组：

```
1. import numpy as np
2. a = np.ones([2,3],detype = np.int32)
```

该数组具有如表 2.3 所示的常用属性。

表 2.3　NumPy 数组的常用属性

| 属　性 | 作　　　用 | 格　式 | 输　　出 |
| --- | --- | --- | --- |
| ndim | 返回统计的数组维度数 | a.ndim | 2 |
| shape | 返回数组的维度值 | a.shape | (2,3) |
| size | 返回要统计的数组中的元素的总数量 | a.size | 6 |

续表

| 属 性 | 作 用 | 格 式 | 输 出 |
|---|---|---|---|
| dtype | 返回数组中的元素的数据类型 | a.dtype | dtype('int32') |
| itemsize | 返回数组中每个元素的字节大小 | a.itemsize | 4 |

### 3. 多维数组的运算

输入如下程序：

```
1. import numpy as np
2. a = np.array([1,2,3])
3. b = np.array([4,5,6])
4. print("a-b=" , a-b)
5. print("a+b=" , a+b)
6. print("a/b=" , a/b)
7. print("a*b=" , a*b)
```

会得到如下结果：

```
1. a-b= [-3 -3 -3]
2. a+b= [5 7 9]
3. a/b= [0.25 0.4  0.5 ]
4. a*b= [ 4 10 18]
```

从这个例子可以看出，虽然数组在构造上类似于矩阵，但是其运算和矩阵运算存在诸多不同。首先，矩阵是不存在除法运算的，但是数组能够进行除法运算；其次，数组的乘法运算机制是通过将对应位置的元素相乘来完成的，与矩阵的乘法运算机制不同。

输入如下程序：

```
1. import numpy as np
2. a = np.array([1,2,3])
3. print("a-2=" , a-2)
4. print("a+2=" , a+2)
5. print("a/2=" , a/2)
6. print("a*2=" , a*2)
```

会得到如下结果：

```
1. a-2= [-1 0 1]
2. a+2= [3 4 5]
3. a/2= [0.5 1.  1.5]
4. a*2= [2 4 6]
```

这是数组与标量之间的运算规律，这与矩阵的运算规律也是不同的。

除了数组和数组、数组和标量之间的算术运算，还可以通过自定义一些方法来对数组本身进行操作，数组的常用操作函数及其功能如表2.4所示。

表 2.4 数组的常用操作函数及其功能

| 函数 | 功能 |
|---|---|
| min() | 默认找出数组中的所有元素的最小值,可以通过设置 axis 的值来按行或者列查找元素中的最小值 |
| max() | 默认找出数组中的所有元素的最大值,可以通过设置 axis 的值来按行或者列查找元素中的最大值 |
| sum() | 默认对数组中的所有元素进行求和运算,并返回运算结果,同样可以通过设置 axis 的值来按行或者列对元素进行求和运算 |
| exp() | 对数组中的所有元素进行指数运算 |
| sqrt() | 对数组中的所有元素进行平方根运算 |
| square() | 对数组中的所有元素进行平方运算 |

## 2.2.2 随机数组

生成随机数在平时的应用中有很多用途,在 NumPy 中有许多方法可以生成不同属性的随机数,以满足在计算中使用随机数的需求。NumPy 随机数生成函数及其功能如表 2.5 所示。

表 2.5 NumPy 随机数生成函数及其功能

| 函数 | 功能 |
|---|---|
| seed() | 随机因子,在随机数生成器的随机因子被确定后,无论运行多少次随机程序,最后生成的数字都是随机且唯一的,这有利于结果的复现 |
| rand() | 生成一个在[0,1)范围内满足均匀分布的随机样本数 |
| randn() | 生成一个满足平均值为 0 且方差为 1 的正态分布的随机样本数 |
| randint() | 在给定的范围内生成类型为整数的随机样本数 |
| binomial() | 生成一个指定维度且满足二项分布的随机样本数 |
| beta() | 生成一个指定维度且满足 beta 分布的随机样本数 |
| normal() | 生成一个指定维度且满足高斯正态分布的随机样本数 |

输入以下程序:

```
1.  import numpy as np
2.  np.random.seed(42)
3.
4.  print(np.random.rand(2,3))
5.  print(np.random.randn(2,3))
6.  print(np.random.randint(1,3))
7.  print(np.random.binomial(6,1))
8.  print(np.random.beta(2,3))
9.  print(np.random.normal(2,3))
```

会得到以下结果:

```
1.  [[0.37454012 0.95071431 0.73199394]
2.   [0.59865848 0.15601864 0.15599452]]
3.  [[ 1.57921282  0.76743473 -0.46947439]
4.   [ 0.54256004 -0.46341769 -0.46572975]]
```

```
5.  2
6.  6
7.  0.02189378301362316
8.  1.24686809574267
```

以上代码中，由于确定了随机因子，所以不论运行几次，最后得到的随机结果都是一样的。若不设置随机数种子，则每次随机抽样得到的数据都是不一样的；若设置随机数种子，则能够确保每次抽样的结果都一样。而 random.seed() 括号里的数字，相当于一把钥匙，对应一扇门，同样的数值能够使得抽样的结果一致。

## 2.3　Python 中的 Matplotlib

Matplotlib 是 Python 2D 绘图领域使用最广泛的套件之一。它能使使用者很轻松地将数据图形化，并且提供多样化的输出格式。下面将会介绍 Matplotlib 的常见用法。

### 2.3.1　创建线形图

输入以下程序：

```
1.  import numpy as np
2.  import matplotlib.pyplot as plt
3.  np.random.seed(42)
4.  a = np.random.randn(30)
5.  plt.plot(a,"r--o")
6.  plt.show()
```

运行结果如图 2.1 所示。

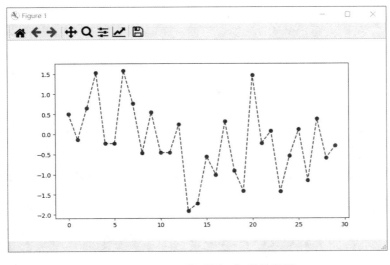

图 2.1　Matplotlib 线形图（扫码见彩图）

在上面的程序中，设置了随机数种子，以方便结果浮现；通过 np.random.randn(30)生成 30 个随机参数并赋值给变量 a；绘图的代码为：plt.plot(a,"r--o")将这 30 个随机数以点的方式绘制出来并用线条连接。

其中，"r--o"这个参数用于在线形图中标记每个参数点的形状、连接参数点使用的线条和线形，"r"表示绘制的线条颜色为红色，如果想要改成其他颜色的线条，可以改为："b"——蓝色、"g"——绿色、"c"——蓝绿色、"k"——黑色、"y"——黄色等；"--"表示连接参数的线为虚线，同样可以改为："-"——实线、"-."——点实线、":"——点线；"o"表示点的形状为圆形，同样可以改为"*""+""x"等。例如，要更改点的形状为"*"、线条颜色为黑色、使用实线连接的线形图，则将参数改为："k-*"，运行结果如图 2.2 所示。

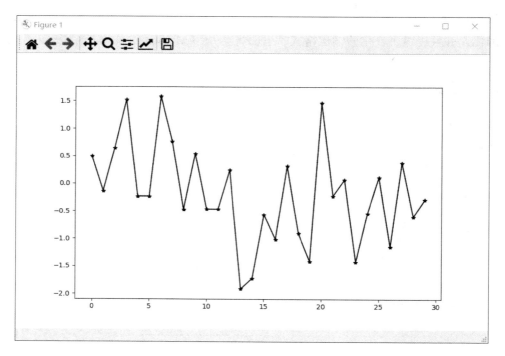

图 2.2　更改后的线形图

而且线形图的横轴和纵轴也是有区别的，横轴生成的是 30 个点的索引值，即 0~29，纵轴生成的是 30 个随机数的值。

可以将横轴和纵轴改为需要的数据，且可以给横、纵轴分别命名，输入以下程序：

```
1. import numpy as np
2. import matplotlib.pyplot as plt
3.
4. np.random.seed(42)
5. a = np.random.randn(30)
```

```
6.  plt.plot(a,"k-*")
7.  plt.title('name of figure')
8.  plt.xlabel('name of x axis')
9.  plt.ylabel('name of y axis')
10. plt.show()
```

运行结果如图 2.3 所示。

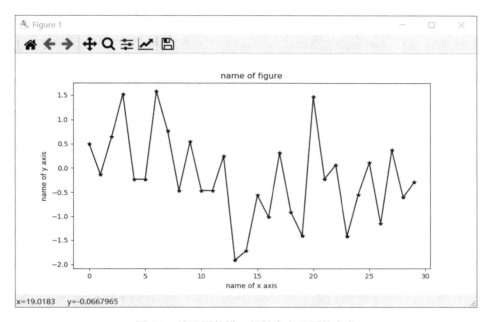

图 2.3　线形图的横、纵轴命名及图的命名

在同一个线形图中可以有多条线，实现程序如下：

```
1.  import numpy as np
2.  import matplotlib.pyplot as plt
3.
4.  a = np.random.randn(30)
5.  b = np.random.randn(30)
6.  c = np.random.randn(30)
7.  a, = plt.plot(a,"g-*")
8.  b, = plt.plot(b,"r--o")
9.  c, = plt.plot(c,"b:x")
10. plt.legend([a,b,c],["a","b","c"])
11. plt.show()
```

和之前不同的是，这里没有设置随机数种子，否则这几条线会重合。通过运行上面的程序，可以得到如图 2.4 所示的运行结果。

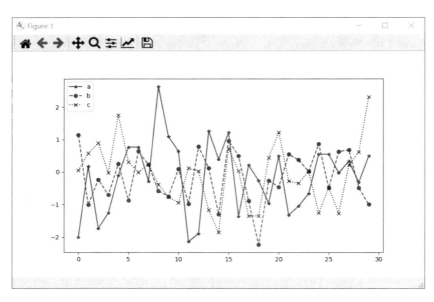

图 2.4　在同一个线形图中显示多组数据（扫码见彩图）

## 2.3.2　创建其他图

### 1. 子图

当需要将多个图像同时在不同位置显示时，需要用到子图的功能，输入以下程序：

```
1.  import numpy as np
2.  import matplotlib.pyplot as plt
3.
4.  a = np.random.randn(30)
5.  b = np.random.randn(30)
6.  c = np.random.randn(30)
7.  d = np.random.randn(30)
8.  fig = plt.figure()
9.  ax1 = fig.add_subplot(2,2,1)
10. ax2 = fig.add_subplot(2,2,2)
11. ax3 = fig.add_subplot(2,2,3)
12. ax4 = fig.add_subplot(2,2,4)
13. A, = ax1.plot(a,"r--o")
14. ax1.legend([A],["A"])
15. B, = ax2.plot(b,"b--o")
16. ax2.legend([B],["B"])
17. C, = ax3.plot(c,"c--o")
18. ax3.legend([C],["C"])
19. D, = ax4.plot(d,"m--o")
20. ax4.legend([D],["D"])
21. plt.show()
```

运行结果如图 2.5 所示。

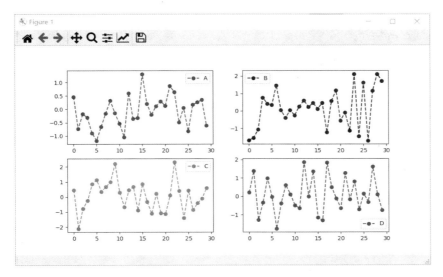

图 2.5 子图显示示例（扫码见彩图）

可以用子图将图样放在均匀的坐标网格中。当使用 subplot 函数时，需要指明网格的行列数量，以及希望将图样放在哪一个网格区域中。在绘制子图时，首先需要通过 fig = plt.figure()定义一个实例，然后通过 fig.add_subplot 方法向 fig 实例中添加需要的子图。在代码中传递给 fig.add_subplot 方法的参数是一组数字。例如，一组数字(2,2,1)，前两个数字代表把整个图划分成两行两列，一共 4 个子图，最后一个数字表示当前图像所在的位置编号。

### 2. 散点图

如果获取的数据是一些散点数据，则可以通过绘制散点图来更清晰地展示所有数据的分布情况。输入以下程序：

```
1.  import numpy as np
2.  import matplotlib.pyplot as plt
3.
4.  np.random.seed(10)
5.  x = np.random.randn(30)
6.  y = np.random.randn(30)
7.  plt.scatter(x,y,c="g",marker="o",label = "(x,y)")
8.  plt.title("Example")
9.  plt.xlabel("x")
10. plt.ylabel("y")
11. plt.legend(loc=1)
12. plt.show()
```

运行结果如图 2.6 所示。

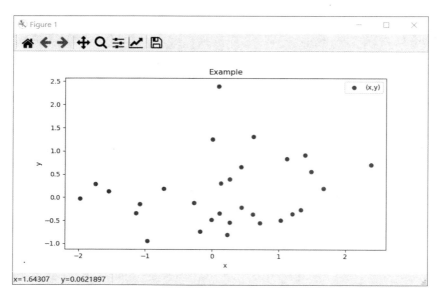

图 2.6 散点图示例（扫码见彩图）

绘制散点图的核心代码是 plt.scatter(x,y,c="g",marker="o",label = "(x,y)")，其中有 3 个重要的参数。

c：指定散点图中绘制的参数点使用哪种颜色。

marker：指定散点图中绘制的参数点使用哪种形状。

label：指定散点图中绘制的参数点使用的图例。

### 3. 直方图

直方图又称质量分布图，是一种统计报告图，通过使用一系列高度不等的纵向条纹或者直方表示数据分布的情况，一般用横轴表示数据类型，用纵轴表示分布情况。输入以下程序：

```
1.  import numpy as np
2.  import matplotlib.pyplot as plt
3.
4.  np.random.seed(10)
5.  x = np.random.randn(1000)
6.  plt.hist(x,bins = 20,color="r")
7.  plt.title("Histogram")
8.  plt.xlabel("x")
9.  plt.ylabel("y")
10. plt.show()
```

运行结果如图 2.7 所示。

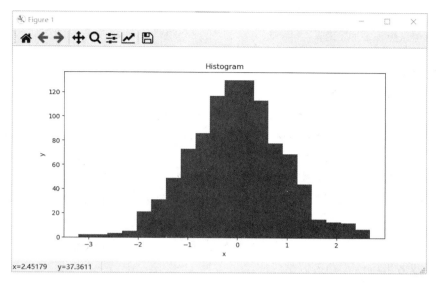

图 2.7　直方图示例（扫码见彩图）

绘制直方图的核心代码是 plt.hist(x,bins = 20,color="r")，其中 bins 用于指定绘制的直方图条纹的数量。

## 2.4　PyTorch 基础

PyTorch 的前身便是 Torch，Torch 是一个由大量机器学习算法支持的科学计算框架。PyTorch 既可以看作加入了 GPU 支持的 NumPy，也可以看作一个拥有自动求导功能的强大的深度神经网络。本书中的程序大部分都是使用 PyTorch 完成的，在当下的深度学习领域，PyTorch 也成为越来越多研究者的选择，下面来了解一下 PyTorch 的使用方法。

### 2.4.1　PyTorch 中的 Tensor

想要学习 PyTorch，首先需要学会使用 PyTorch 中的 Tensor。Tensor 在 PyTorch 中负责存储基本数据，PyTorch 针对 Tensor 提供了丰富的函数和方法，所以 PyTorch 中的 Tensor 与 NumPy 的数组具有极高的相似性。

**1．Tensor 定义方式**

在使用 Tensor 时，首先要掌握如何使用 Tensor 定义不同的数据类型的变量。与 NumPy 相似，PyTorch 中的 Tensor 也有自己的数据类型的定义方式，下面介绍几个常用的定义方式。

（1）torch.FloatTensor：用于生成数据类型为浮点型的 Tensor，传递给 torch.FloatTensor 的参数可以是一个列表，也可以是一个维度值。输入以下程序：

```
1. import torch
2. a = torch.FloatTensor(2,3)
3. b = torch.FloatTensor([0,1,2,3,4])
4. print("a = ",a,"\n","b = ",b)
```

在运行后，会得到以下结果：

```
1. a =    tensor([[7.1107e-04, 1.3556e-19, 4.0636e+24],
2.            [1.1838e+22, 1.9097e-19, 1.8499e+20]])
3. b =    tensor([0., 1., 2., 3., 4.])
```

可以看到，打印输出的两组变量都为浮点型的 Tensor，不同的是，当参数赋予的是维度时，生成的浮点型 Tensor 数据都是随机的；当参数赋予的是列表时，会生成指定数据的浮点型 Tensor。

（2）torch.IntTensor：用于生成数据类型为整型的 Tensor，传递给 torch.IntTensor 的参数同样可以是列表或者维度值。输入以下程序：

```
1. import torch
2. a = torch.IntTensor(2,2)
3. b = torch.IntTensor([0.0,1.5,2.3])
4. print(" a = ",a,"\n","b = ",b)
```

在运行后，会得到以下结果：

```
1. a =    tensor([[0, 0],
2.            [0, 0]], dtype=torch.int32)
3. b =    tensor([0, 1, 2], dtype=torch.int32)
```

可以看到，传入列表的参数中，如果是浮点型数据，那么在转换后会强制转为整型数据。

（3）torch.rand：用于生成数据类型为浮点型且维度指定的随机 Tensor，与 NumPy 中的 numpy.rand()生成随机数的方法类似，随机生成的浮点数是在 0～1 均匀分布的。输入以下程序：

```
1. import torch
2. a = torch.rand(3,3)
3. print(a)
```

在运行后，会得到以下结果：

```
1. tensor([[0.0335, 0.5009, 0.8840],
2.         [0.5759, 0.0827, 0.5724],
3.         [0.1515, 0.7165, 0.9388]])
```

（4）torch.randn：用于生成数据类型为浮点型且维度指定的随机 Tensor，与 NumPy 中的 numpy.randn()生成随机数的方法类似，随机生成的数据取值满足均值为 0、方差为 1 的正态分布。输入以下程序：

```
1. import torch
2. a = torch.randn(3,3)
```

```
3.  print(a)
```

在运行后，会得到以下结果：

```
1.  tensor([[-1.0543,  0.0662, -0.8752],
2.          [-1.1704,  0.1676, -0.2975],
3.          [-0.9137,  0.0985,  1.2607]])
```

（5）torch.range：用于生成数据类型为浮点型且自定义起始范围和结束范围的 Tensor，所以传递给 torch.range 的参数有 3 个，分别是起始值、结束值和步长，其中步长用于指定从起始值到结束值的每步的数据间隔。输入以下程序：

```
1.  import torch
2.  a = torch.range(1,13,3)
3.  print(a)
```

在运行后，会得到以下结果：

```
tensor([ 1.,  4.,  7., 10., 13.])
```

（6）torch.zeros：用于生成数据类型为浮点型且指定维度的 Tensor，不过这个浮点型的 Tensor 中的元素全部为 0。输入以下程序：

```
1.  import torch
2.  a = torch.zeros(1,3)
3.  print(a))
```

在运行后，会得到以下结果：

```
tensor([[0., 0., 0.]])
```

#### 2. Tensor 的常用运算

创建好 Tensor 数据后，需要对 Tensor 数据进行运算，这里有一些常用的 Tensor 运算。

（1）torch.abs()：将参数传入该函数后返回参数的绝对值，输入的参数必须是 Tensor 类型的变量。输入以下程序：

```
1.  import torch
2.  a = torch.randn(1,3)
3.  print(a)
4.  print(torch.abs(a))
```

在运行后，会得到以下结果：

```
1.  tensor([[-0.1088, -1.3158,  0.6510]])
2.  tensor([[0.1088, 1.3158, 0.6510]])
```

（2）torch.add()：将参数传入该函数后返回输入参数的求和结果，传入的参数可以全部是 Tensor 类型的变量，也可以是 Tensor 数据类型和标量。输入以下程序：

```
1.  import torch
2.  a = torch.randn(1,3)
3.  b = torch.randn(1,3)
```

```
4.  c = torch.randn(2,3)
5.  d = 10
6.  print(" a=",a,'\n',"b=",b,'\n',"c=",c,'\n','d=',d)
7.  print("a+b=",torch.add(a,b))
8.  print("a+c=",torch.add(a,c))
9.  print("a+d=",torch.add(a,d))
```

在运行后,会得到以下结果:

```
1.   a= tensor([[ 0.3822, -0.0914, -0.2937]])
2.   b= tensor([[-0.5708,  0.2301, -0.5986]])
3.   c= tensor([[ 0.8040, -0.8122,  0.7442],
4.          [-2.0172, -1.0414, -0.9961]])
5.   d= 10
6.  a+b= tensor([[-0.1886,  0.1387, -0.8923]])
7.  a+c= tensor([[ 1.1862, -0.9037,  0.4506],
8.          [-1.6350, -1.1329, -1.2898]])
9.  a+d= tensor([[10.3822,  9.9086,  9.7063]])
```

不难看出,维度不同的 Tensor 数据也是可以进行加法运算的,只是在进行计算之前,程序会自动将维度低的 Tensor 数据扩展成与另一个维度高的数据同样的维度数,这与 NumPy 中的数组运算是一致的。

(3) torch.clamp():对输入参数按照自定义的范围进行剪裁,最后将剪裁的结果返回。该函数需要输入的参数有 3 个:需要被剪裁的 Tensor 数据类型变量、剪裁的上边界、剪裁的下边界。剪裁所遵循的原则:将变量中的每个数据与剪裁的上边界和下边界的值进行比较,如果元素大于上边界的值,则被重写为上边界的值;如果元素小于下边界的值,则被重写为下边界的值。输入以下程序:

```
1.  import torch
2.  a = torch.randn(1,3)
3.  print(a)
4.  print(torch.clamp(a,-1,1))
```

在运行后,会得到以下结果:

```
1.  tensor([[ 1.2208,  1.2057, -0.8338]])
2.  tensor([[ 1.0000,  1.0000, -0.8338]])
```

(4) torch.div():将传入的参数求商后的结果返回。与加法相同,传入的参数可以全部是 Tensor 类型的变量,也可以是 Tensor 数据类型和标量。输入以下程序:

```
1.  import torch
2.  a = torch.randn(1,3)
3.  b = torch.randn(1,3)
4.  c = torch.randn(2,3)
5.  d = 10
6.  print(" a=",a,'\n',"b=",b,'\n',"c=",c,'\n','d=',d)
7.  print("a/b=",torch.div(a,b))
```

```
8.  print("a/c=",torch.div(a,c))
9.  print("a/d=",torch.div(a,d))
```

在运行后,会得到以下结果:

```
1.  a= tensor([[ 0.0531, -0.7529, -0.0870]])
2.  b= tensor([[-0.8016,  0.9359, -0.8460]])
3.  c= tensor([[-0.0439,  0.3025,  0.8922],
4.          [ 0.1069,  0.5931,  0.3269]])
5.  d= 10
6.  a/b= tensor([[-0.0663, -0.8045,  0.1029]])
7.  a/c= tensor([[-1.2096, -2.4895, -0.0975],
8.          [ 0.4972, -1.2694, -0.2661]])
9.  a/d= tensor([[ 0.0053, -0.0753, -0.0087]])
10.
11. Process finished with exit code 0
```

(5) torch.mul():将传入的参数求积后作为结果返回,传入的参数可以全部是 Tensor 类型的变量,也可以是 Tensor 数据类型和标量。输入以下程序:

```
1.  import torch
2.  a = torch.randn(1,3)
3.  b = torch.randn(1,3)
4.  c = torch.randn(2,3)
5.  d = 10
6.  print(" a=",a,'\n',"b=",b,'\n',"c=",c,'\n','d=',d)
7.  print("a*b=",torch.mul(a,b))
8.  print("a*c=",torch.mul(a,c))
9.  print("a*d=",torch.mul(a,d))
```

在运行后,会得到以下结果:

```
1.  a= tensor([[ 0.2601, -0.6624, -0.8702]])
2.  b= tensor([[ 1.5329, -0.1590,  0.5031]])
3.  c= tensor([[ 0.4800,  0.1829,  0.0720],
4.          [-0.5315, -0.2580,  1.2127]])
5.  d= 10
6.  a*b= tensor([[ 0.3988,  0.1053, -0.4378]])
7.  a*c= tensor([[ 0.1248, -0.1211, -0.0627],
8.          [-0.1383,  0.1709, -1.0553]])
9.  a*d= tensor([[ 2.6013, -6.6239, -8.7021]])
```

(6) torch.pow():将传入的参数求幂后作为结果返回,传入的参数可以全部是 Tensor 类型的变量,也可以是 Tensor 数据类型和标量。输入以下程序:

```
1.  import torch
2.  a = torch.randn(1,3)
3.  b = torch.randn(1,3)
4.  c = torch.randn(2,3)
5.  d = 10
```

```
6.  print(" a=",a,'\n',"b=",b,'\n',"c=",c,'\n','d=',d)
7.  print("a^b=",torch.pow(a,b))
8.  print("a^c=",torch.pow(a,c))
9.  print("a^d=",torch.pow(a,d))
```

在运行后，会得到以下结果：

```
1.  a= tensor([[ 0.8546, -1.3139,  1.0761]])
2.  b= tensor([[ 0.8582,  0.9152, -1.1281]])
3.  c= tensor([[ 0.5637,  0.8529,  0.6639],
4.          [-1.6199,  0.2757, -1.0252]])
5.  d= 10
6.  a^b= tensor([[0.8738,    nan, 0.9206]])
7.  a^c= tensor([[0.9152,    nan, 1.0499],
8.          [1.2899,    nan, 0.9276]])
9.  a^d= tensor([[ 0.2077, 15.3374,  2.0819]])
10. 
11. Process finished with exit code 0
```

（7）torch.mm()：将传入的参数按照矩阵求积的原则进行运算，将运算结果返回，所以传入的参数的维度要满足矩阵相乘的条件，即前一个矩阵的行数必须等于后一个矩阵的列数，否则不能计算。输入以下程序：

```
1.  import torch
2.  a = torch.randn(2,3)
3.  b = torch.randn(3,2)
4.  print("a=",a)
5.  print("b=",b)
6.  print(torch.mm(a,b))
```

在运行后，会得到以下结果：

```
1.  a= tensor([[ 0.2516, -0.4420,  0.5773],
2.          [ 0.6276,  0.8007,  1.0605]])
3.  b= tensor([[ 0.1055,  0.0682],
4.          [-0.0752, -3.1603],
5.          [-1.1813,  0.5244]])
6.  tensor([[-0.6223,  1.7166],
7.          [-1.2468, -1.9315]])
```

（8）torch.mv()：将传入的参数按照矩阵与向量之间的乘法规则进行运算，传入的参数中第一个代表矩阵，第二个代表向量，顺序不能颠倒。输入以下程序：

```
1.  import torch
2.  a = torch.randn(2,3)
3.  b = torch.randn(3)
4.  print("a=",a)
5.  print("b=",b)
6.  print(torch.mv(a,b))
```

在运行后，会得到以下结果：

```
1.  a= tensor([[-0.4005,  0.9844, -0.7497],
2.          [ 1.6177, -1.0744,  1.1648]])
3.  b= tensor([ 0.3918,  0.3367, -1.5569])
4.  tensor([ 1.3417, -1.5414])
```

### 2.4.2 搭建一个简易神经网络

本节使用 PyTorch 实现一个简单的神经网络编程。简易神经网络结构图如图 2.8 所示。

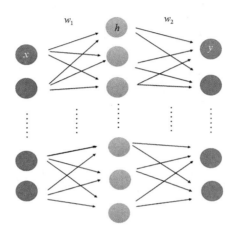

图 2.8　简易神经网络结构图

导入需要的包，并设置初始化的一些参数：

```
1.  import torch
2.  batch_n = 100
3.  input_data = 1000
4.  output_data = 10
5.  hidden_layer = 100
```

其中，batch_n 是在一个批次中输入数据的数量，值是 100，这意味着在一个批次中输入 100 个数据，同时，每个数据包含的数据特征有 input_data 个，即输入数据的维度是 input_data(1000)个；hidden_layer 是隐藏层节点个数，也就是经过隐藏层后保留的数据特征的个数，这里有 100 个，并且在这里只考虑一层的隐藏层；output_data 是输出数据的特征个数，也就是输出数据的维度，这里定义为 10，如果这里是一个分类问题，那么通常会把输出的这个维度为 10 的数据再经过一次 softmax 处理，也就是转换为输入数据分别属于每一类的概率值，这 10 个数中最大的值意味着输入数据属于该类的可能性最大。

像之前说过的，一个批次的数据从输入到输出的过程是：输入 100 个具有 1000 个特征的数据，经过隐藏层后编程 100 个具有 100 个特征的数据，再经过输出层后输出 100 个具有 10 个特征的数据，在得到输出之后计算经过处理的数据与预期数据之间的差，即损失，然后进行反向传播过程，根据误差的大小进行网络权重的调整，在这个过程中需要求损失对权重的导数，用来更新权重，循环这个过程直到达到规定的次数，以此达到优化模型参数的目的。当想要完成数据从输入层传递到隐藏层，从隐藏层传递到输出层的权重初始化定义工作时，输入以下代码：

```
1.  x = torch.randn(batch_n,input_data)
2.  y = torch.randn(batch_n,output_data)
3.  w1 = torch.randn(input_data,hidden_layer)
4.  w2 = torch.randn(hidden_layer,output_data)
5.
6.  epoch_n = 20
7.  learning_rate = 1e-6
```

在这里的初始权重使用随机初始化的方式进行初始化，定义了训练批次和学习率，学习率决定了权重更新的速率。输入以下代码进行训练过程，也就是参数优化的过程。

```
1.  for epoch in range(epoch_n):
2.      h1 = x.mm(w1) #100*1000
3.      h1 = h1.clamp(min = 0)
4.      y_pred = h1.mm(w2)
5.      loss = (y_pred-y).pow(2).sum()
6.      print("Epoch:{},Loss:{:.4f}".format(epoch,loss))
7.      grad_y_pred = 2*(y_pred-y)
8.      grad_w2 = h1.t().mm(grad_y_pred)
9.      grad_h = grad_y_pred.clone()
10.     grad_h = grad_h.mm(w2.t())
11.     grad_h.clamp_(min = 0)
12.     grad_w1 = x.t().mm(grad_h)
13.     w1 -= learning_rate*grad_w1
14.     w2 -= learning_rate*grad_w2
```

这里，代码 h1 = h1.clamp(min = 0)相当于在输入与权重相乘之后加了一个激活函数 ReLU，后面章节中会讲到激活函数的原理和作用。在代码中，手动计算了损失对权重的导数，用来更新权重，从下面结果中也可以看出，经过 20 轮迭代，损失在逐渐减小，即预测值与真实值的误差越来越小，如图 2.9 所示。

```
Epoch:0,Loss:46564784.0000    Epoch:15,Loss:1071465.0000
Epoch:1,Loss:96376040.0000    Epoch:16,Loss:1000106.3750
Epoch:2,Loss:339115968.0000   Epoch:17,Loss:938605.5000
Epoch:3,Loss:645036416.0000   Epoch:18,Loss:884290.6250
Epoch:4,Loss:83637064.0000    Epoch:19,Loss:835573.8125
```

图 2.9　前 5 轮和后 5 轮的损失

经过以上几个步骤，简易神经网络就已经搭建完成了，当迭代次数增多时，就可以得到更小的损失，当损失不再减小时，便获得了模型的最佳参数。

## 2.4.3 自动梯度

构建深度学习模型的基本流程：首先搭建计算图，求得损失函数，然后计算损失函数对模型参数的导数，最后利用梯度下降法等方法来更新参数。搭建计算图的过程称为"正向传播"，这个是需要自己动手的，因为需要设计模型的结构。由损失函数求导的过程称为"反向传播"。PyTorch 提供的 torch.autograd 包能够根据输入和正向传播过程自动构建计算图，并执行反向传播。这在很大程度上降低了实现反向传播代码的复杂度。下面来了解如何使用 torch.autograd 包。

torch.autograd 包的主要功能是完成神经网络反向传播中的链式求导，手动实现链式求导的代码会带来很大的困扰，而 torch.autograd 包种类丰富，减少了这些不必要的麻烦。

```
1.  import torch
2.  x=torch.tensor(3.0,requires_grad=True)
3.  y=torch.pow(x,2)
4.  print(x.requires_grad)      # 判断 x 是否是可以求导的
5.  print(y.requires_grad)      # 判断 y 是否是可以求导的
6.  y.backward()                # 求导，通过 backward 函数实现
7.  print(x.grad)               # 查看导数，也即所谓的梯度
```

运行结果如下：

```
1.  True # x 是可导的
2.  False # y 是不可导的
3.  tensor(6.) # x 的导数
4.  None # 因为 y 不可导，所以是 None
```

在实际应用中完成自动梯度需要用到 torch.autograd 包中的 Variable 类对定义的 Tensor 数据类型变量进行封装。在封装后，计算图中的各个节点就是一个 Variable 对象，这样就可以使用自动梯度功能。完成上述操作后，选中计算图中的某个节点时，会发现这个节点是 Variable 对象，用 X 来代表选中的节点，那么 X.data 代表 Tensor 数据类型变量，X.grad 也是一个 Variable 对象，不过它表示的是 X 的梯度，访问梯度值时需要使用 X.grad.data。

输入以下代码导入 Variable 包：

```
from torch.autograd import Variable
```

使用 Variable 时，定义数据的代码发生了改变，定义与 2.4.2 节结构相同的简易神经网络，这样有助于对比是否使用 Variable 的区别。定义输入/输出维度、隐藏层维度和一个批次输入的数据量的代码不变，定义输入/输出数据和权重的代码如下：

```
1.  x = Variable(torch.randn(batch_n , input_data),requires_grad = False)
```

```
2.    y = Variable(torch.randn(batch_n , output_data),requires_grad = False)
3.    w1 = Variable(torch.randn(input_data,hidden_layer),requires_grad = True)
4.    w2 = Variable(torch.randn(input_data,output_data),requires_grad = True)
```

Variable(torch.randn(input_data,output_data),requires_grad = True)这段代码是用 Variable 类对 Tensor 数据类型变量进行封装的操作。这段代码中使用了一个 requires_grad 参数，这个参数的赋值类型是布尔型，如果传入的值是 False，则表示该变量在进行自动梯度计算的过程中不会保留梯度值。将输入/输出数据的该参数均设置为 False，这是因为两个变量不是需要优化的参数，两个需要优化的参数为权重 w1 和 w2，在这里对应的参数设置为 True。设置训练次数和学习率的代码也不变，新的模型训练的代码如下：

```
1.  for epoch in range(epoch_n):
2.      y_pred = x.mm(w1).clamp(min = 0).mm(w2)
3.      loss = (y_pred-y).pow(2).sum()
4.      print("Epoch:{},Loss:{:.4f}".format(epoch,loss.item()))
5.      loss.backward()
6.      w1.data -= learning_rate*w1.grad.data
7.      w2.data -= learning_rate*w2.grad.data
8.      w1.grad.data.zero_()
9.      w2.grad.data.zero_()
```

不难看出，用了自动求导功能后代码比之前更简洁了，loss.backward()让模型根据计算图自动计算每个节点的梯度值并根据需求进行保留。在代码的最后还要将本次计算得到的各个参数节点梯度值清零，如果不清零，则计算的梯度值会被一直累加，这样就会影响到后续计算。前 5 轮和后 5 轮的损失如图 2.10 所示。

```
Epoch:0,Loss:45693520.0000      Epoch:15,Loss:2041116.8750
Epoch:1,Loss:99666752.0000      Epoch:16,Loss:1806169.5000
Epoch:2,Loss:436984736.0000     Epoch:17,Loss:1609452.3750
Epoch:3,Loss:947381760.0000     Epoch:18,Loss:1443103.5000
Epoch:4,Loss:43767264.0000      Epoch:19,Loss:1301122.3750
```

图 2.10　前 5 轮和后 5 轮的损失

从结果来看，模型的损失越来越小，这表示模型确实在进行参数优化。

### 2.4.4　模型搭建和参数优化

下面将使用 PyTorch 搭建更复杂的神经网络，其中涉及了线性变换、激活函数、卷积层、全连接层、池化层等常用神经网络结构的实现。PyTorch 提供了丰富的模块和类：torch.nn、torch.optim、Dateset 和 DataLoader，有助于创建和训练神经网络。

1．torch.nn

torch.nn 中提供了很多与实现神经网络中的具体功能相关的类，这些类涵盖了深度神经网络模型在搭建和参数优化过程中的常用内容，如神经网络中的卷积层、池化层、全连接层这类层次构造的方法、防止过拟合的参数归一化方法、Dropout 方法，还有激活函数中的与线性激活函数、非线性激活函数相关的方法等。

下面使用 torch.nn 来简化之前的代码。变量定义的部分变化不大，包括定义输入/输出维度和隐藏层维度、学习率和迭代次数、每次迭代的数据量和输入/输出变量，这里没有初始化两个权重。与之前不一样的是，这里要搭建一个模型，代码如下：

```
1.  models = torch.nn.Sequential(
2.      torch.nn.Linear(input_data,hidden_layer),
3.      torch.nn.ReLU(),
4.      torch.nn.Linear(hidden_layer,output_data)
5.  )
```

torch.nn.Sequential 函数的括号内就是搭建的神经网络模型的具体结构，这里首先通过 torch.nn.Linear(input_data,hidden_layer)完成从输入层到隐藏层的线性变换，然后经过一个激活函数 ReLU，再用 Linear 函数完成从隐藏层到输出层的线性变换。

1）torch.nn.Sequential

torch.nn.Sequential 是一个 Sequential 容器，每个模块按照构造函数中传递的顺序添加到模块中。用通俗的话说，就是根据自己的需求，把不同的函数组合成一个（小的）模块使用或者把组合的模块添加到自己的网络中。主要有以下两种使用方法。

第一种方法：

```
1.  # 第一种方法
2.  conv_module = torch.nn.Sequential(
3.          nn.Conv2d(1,20,5),
4.          nn.ReLU(),
5.          nn.Conv2d(20,64,5),
6.          nn.ReLU()
7.      )
8.
9.  # 具体的使用方法
10. class Net(torch.nn.Module):
11.     def __init__(self):
12.         super(Net, self).__init__()
13.         self.conv_module = torch.nn.Sequential(
14.             nn.Conv2d(1,20,5),
15.             nn.ReLU(),
16.             nn.Conv2d(20,64,5),
17.             nn.ReLU()
```

```
18.         )
19.     def forward(self, input):
20.         out = self.conv_module(input)
21.         return out
```

第二种方法：

```
1.  # 定义方法不同，使用方法相同
2.  conv_module = torch.nn.Sequential(OrderedDict([
3.          ('conv1', nn.Conv2d(1,20,5)),
4.          ('relu1', nn.ReLU()),
5.          ('conv2', nn.Conv2d(20,64,5)),
6.          ('relu2', nn.ReLU())
7.          ]))
```

这两种方法的唯一区别是，使用后者搭建的模型中每个模块都有定义的名字，而前者默认使用从零开始的数字序列作为每个模块的名字。

2）torch.nn.Linear

torch.nn.Linear 类用于定义模型的线性层，即完成前面提到的不同的层之间的线性变换。torch.nn.Linear 类接收的参数有 3 个，分别是输入特征数、输出特征数和是否使用偏置，设置是否使用偏置的参数是一个布尔值，默认为 True，即使用偏置。在实际使用的过程中，只需将输入特征数和输出特征数传递给 torch.nn.Linear 类，就会自动生成对应维度的权重参数和偏置，对于生成的权重参数和偏置，模型默认使用了一种比之前的简单随机方式更好的参数初始化方法。

根据搭建模型的输入/输出和层次结构需求，它的输入数据是在一个批次中包含 100 个特征数为 1000 的数据，最后得到 100 个特征数为 10 的输出数据，中间需要经过两次线性变换，所以要使用两个线性层，两个线性层的代码分别是：

```
1.  torch.nn.Linear(input_data,hidden_layer)
2.  torch.nn.Linear(hidden_layer, output_data)
```

可看到，其代替了之前使用矩阵乘法方式的实现，代码更精练、简洁。

3）torch.nn.ReLU

torch.nn.ReLU 类属于非线性激活分类，在定义时默认不需要传入参数。当然，在 torch.nn 中还有许多非线性激活函数类可供选择，如 PReLU、LeakyReLU、Tanh、Sigmoid、Softmax 等。在掌握 torch.nn.Sequential、torch.nn.Linear 和 torch.nn.ReLU 的使用方法后，快速搭建更复杂的多层神经网络模型变为可能，而且在整个模型的搭建过程中不需要对在模型中用到的权重参数和偏置进行任何定义和初始化说明，因为参数已经完成了自动生成。

```
1.  import torch
2.  loss_f = torch.nn.MSELoss()
3.  x = torch.randn(100, 100)
4.  y = torch.randn(100, 100)
```

```
5.  loss = loss_f(x, y)
6.  print(loss)
```

接下来，对已经搭建好的模型进行训练并对参数进行优化，代码如下：

```
1.  epoch_n = 10000
2.  learning_rate = 1e-4
3.  loss_fn = torch.nn.MSELoss()
```

#### 2．torch.nn 中的损失函数

修改学习率和训练次数是为了使最终得到的结果更好。不过计算损失函数的代码发生了改变，现在使用的是 torcn.nn 中已经定义好的均方误差函数类 torch.nn.MSELoss 来计算损失值，而之前的代码是根据损失函数的计算公式来编写的，即手动计算误差，可以看出，PyTorch 中集成的函数和类大大简化了程序。下面介绍 torch.nn 中常用的损失函数的具体用法。

1）torch.nn.MSELoss

torch.nn.MSELoss 类使用均方误差函数对损失值进行计算，在定义类的对象时无须传入任何参数，但在使用实例时需要输入两个维度相同的参数进行计算。示例如下：

```
1.  import torch
2.  loss_f = torch.nn.MSELoss()
3.  x = torch.randn(100, 100)
4.  y = torch.randn(100, 100)
5.  loss = loss_f(x, y)
6.  print(loss)
```

以上代码首先通过随机方式生成了两个维度都是(100,100)的参数，然后使用均方误差函数来计算两个参数的损失值，打印输出的结果如下：

```
tensor(2.0091)
```

2）torch.nn.L1Loss

torch.nn.L1Loss 类使用平均绝对误差函数对损失值进行计算，同样，在定义类的对象时无须传入任何参数，但在使用实例时需要输入两个维度相同的参数进行计算。示例如下：

```
1.  import torch
2.  loss_f = torch.nn.L1Loss()
3.  x = torch.randn(100, 100)
4.  y = torch.randn(100, 100)
5.  loss = loss_f(x, y)
6.  print(loss)
```

以上代码也是通过随机方式生成了两个维度都是(100,100)的参数，然后使用平均绝对误差函数计算两个参数的损失值，打印输出的结果如下：

```
tensor(1.1419)
```

3) torch.nn.CrossEntropyLoss

torch.nn.CrossEntropyLoss 类用于计算交叉熵，在定义类的对象时无须传入任何参数，在使用实例时需要输入两个满足交叉熵的计算条件的参数，代码如下：

```
1. import torch
2. loss_f = torch.nn.CrossEntropyLoss()
3. x = torch.randn(3, 5)
4. y = torch.LongTensor(3).random_(5)
5. print("y is {}".format(y))
6. loss = loss_f(x, y)
7. print(loss)
```

这里生成的第一组参数是1个随机参数，维度为(3,5)；第二组参数是3个范围为0~4的随机数字。计算这两组参数的损失值，打印输出的结果如下：

```
1. y is tensor([1, 3, 3])
2. tensor(2.3652)
```

在学会使用 PyTorch 中的优化函数之后，就可以对自己建立的神经网络模型进行训练并对参数进行优化，完整代码如下：

```
1.  import torch as t
2.
3.  batch_n = 100
4.  input_data = 10000
5.  hidden_layer = 100
6.  output_data = 10
7.
8.  epoch_n = 10000
9.  learning_rate = 1e-4
10.
11. x = t.randn(batch_n, input_data, requires_grad=False)
12. y = t.randn(batch_n, output_data, requires_grad=False)
13.
14. loss_f = t.nn.MSELoss()
15.
16. models = t.nn.Sequential(
17.     t.nn.Linear(input_data, hidden_layer),
18.     t.nn.ReLU(),
19.     t.nn.Linear(hidden_layer, output_data)
20. )
21.
22. for epoch in range(epoch_n):
23.     y_pred = models(x)
24.     loss = loss_f(y_pred, y)
25.     if epoch % 1000 == 0:
26.         print("epoch is {}, loss is {:.4f}".format(epoch, loss))
```

```
27.
28.     models.zero_grad()
29.     loss.backward()
30.
31.     for param in models.parameters():
32.         param.data -= param.grad.data * learning_rate
```

以上代码中的绝大部分和之前训练和优化部分的代码是一样的,但是参数梯度更新的方式发生了改变。因为使用了不同的模型搭建方法,所以访问模型中的全部参数是通过对 models.parameters 进行遍历完成的,然后才对每个遍历的参数进行梯度更新。其打印输出结果的方式是每完成 1000 轮训练,就打印输出当前的 Loss 值,运行结果如图 2.11 所示。

```
Epoch:0, Loss:1.0622
Epoch:1000, Loss:0.6197
Epoch:2000, Loss:0.4257
Epoch:3000, Loss:0.3105
Epoch:4000, Loss:0.2316
Epoch:5000, Loss:0.1750
Epoch:6000, Loss:0.1333
Epoch:7000, Loss:0.1024
Epoch:8000, Loss:0.0790
Epoch:9000, Loss:0.0613
```

图 2.11 训练结果打印输出

从该结果可以看出,参数的优化效果比较理想,Loss 值被控制在相对较小的范围之内,这和增加了训练次数有很大关系。

### 3. torch.optim

到目前为止,代码中的神经网络权重的参数优化和更新还没有实现自动化,并且目前使用的优化方法都有固定的学习率,所以优化函数相对简单,如果自己实现一些高级的参数优化算法,则优化函数部分的代码会变得较为复杂。

在 PyTorch 的 torch.optim 中提供了非常多的可实现参数自动优化的类,如 SGD、AdaGrad、RMSProp、Adam 等,这些类都可以被直接调用,使用起来也非常方便。使用自动化的优化函数实现方法对之前的代码进行替换,新的代码如下:

```
1.  import torch
2.
3.  batch_n = 100
4.  input_data = 10000
5.  hidden_layer = 100
6.  output_data = 10
7.
8.  epoch_n = 10000
9.  learning_rate = 1e-4
```

```
10. x = torch.randn(batch_n, input_data, requires_grad=False)
11. y = torch.randn(batch_n, output_data, requires_grad=False)
12.
13. loss_f = torch.nn.MSELoss()
14. models = torch.nn.Sequential(
15.     torch.nn.Linear(input_data, hidden_layer),
16.     torch.nn.ReLU(),
17.     torch.nn.Linear(hidden_layer, output_data)
18.     )
19. optimizer = torch.optim.Adam(models.parameters(), lr=learning_rate)
```

这里使用了 torch.optim 中的 torch.optim.Adam 类作为模型参数的优化函数，在 torch.optim.Adam 类中输入的是被优化的参数和学习率的初始值，如果没有输入学习率的初始值，那么默认使用 0.001 这个值。因为需要优化的是模型中的全部参数，所以传递给 torch.optim.Adam 类的参数是 models.parameters。

torch.optim.Adam 优化函数还有一个强大的功能，就是可以对梯度更新用到的学习率进行自适应调节，所以最后得到的结果自然会比之前的代码更理想。进行模型训练的代码如下：

```
1. for epoch in range(epoch_n):
2.     y_pred = models(x)
3.     loss = loss_f(y_pred, y)
4.     print("Epoch: {}, Loss :{:.4f}".format(epoch, loss))
5.     optimzer.zero_grad()
6.     loss.backward()
7.     optimzer.step()
8.     if epoch >= 20:
9.         break
```

在以上代码中有几处代码和之前的训练代码不同，这是因为引入了优化算法，所以通过直接调用 optimzer.zero_grad 来完成对模型参数梯度的归零；并且在以上代码中增加了 optimzer.step，它的主要功能是使用计算得到的梯度值对各个节点的参数进行梯度更新。这里只进行 20 轮训练并打印每轮训练的 Loss 值，运行结果如图 2.12 所示。

```
Epoch:16 , Loss:0.0929
Epoch:17 , Loss:0.0811
Epoch:18 , Loss:0.0711
Epoch:19 , Loss:0.0624
Epoch:20 , Loss:0.0551
```

图 2.12　使用优化器后的运行结果

在看到这个结果后会很惊讶，因为使用 torch.optim.Adam 类进行参数优化后仅仅进行了 20 轮训练，得到的 Loss 值就已经远远低于之前进行 10 000 轮优化训练的结果。所以，如果对 torch.optim 中的优化算法使用得当，就更能够有助于优化好模型中的参数。

## 本章小结

本章主要介绍深度学习编程基础的相关知识，包括编程语言的选择——Python，还有一些深度学习中常用的包：NumPy 和 Matplotlib，还介绍了本书中后面实例所用到的深度学习框架 PyTorch 的使用，并通过示例详细解释了常用的各种包、类和函数的使用方法，为后面的学习所需要的工具的使用奠定基础。

## 习题 2

1. Python 中内置函数 chr() 的作用是_____。
2. 画出 ReLU 函数的坐标图。
3. Python 中有哪几种数据类型？
4. 说出两种常用的深度学习框架。
5. 编程题：使用 NumPy 和 Matplotlib 解决一个线性规划问题。

# 第 3 章
# 医学影像处理

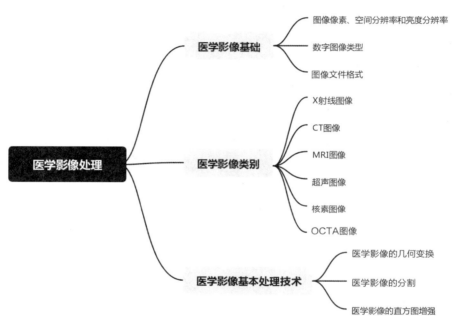

### 本章导读

医学影像属于一类特殊的图像,在介绍像素、空间分辨率和亮度分辨率概念的基础上,本章简单介绍医学影像的获取、存储及平面图像和三维图像存储的异同,医学影像的种类(包括 X 射线图像、CT 图像、MRI 图像、超声图像、核素图像、OCTA 图像等),以及每个种类的成像原理,读者能够从本章内容中了解到每种医学影像的特征,为后续的医学影像处理做铺垫。

### 本章要点

- 医学影像类别。
- 医学影像基本概念。
- 医学影像的基本处理方法。

## 3.1 医学影像基础

### 3.1.1 图像像素、空间分辨率和亮度分辨率

像素是图像的最小信息单位,通常为整数,其取值大小称为像素值。一个像素通常被视为一幅图像最小的完整采样,计算机图像通常是一些尺寸很小的矩形小块。图像的像素如图 3.1 所示。

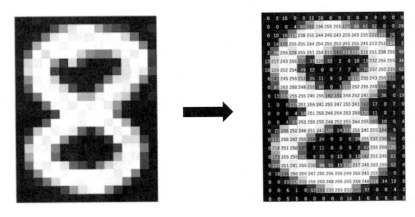

图 3.1　图像的像素

空间分辨率是指图像中可辨认的临界物体空间几何长度的最小极限,即对细微结构的分辨率。直观理解,空间分辨率就是通过仪器可以识别的物体临界几何尺寸。采样值是指将连续图像数字化后图像的坐标值,它是决定一幅图像空间分辨率的主要参数。此外,图像分辨率与显示分辨率也是两个不同的概念。其中,图像分辨率确定组成一幅图像的像素数目,而显示分辨率确定显示图像的区域大小。例如,假设显示屏的分辨率为 640 像素×480 像素,那么一幅 320 像素×240 像素的图像只占显示屏的 1/4;相反,2400 像素×3000 像素的图像在这个显示屏上就不能显示一个完整的画面。另外,在显示一幅图像时,可能会出现图像的宽高比(Aspectradio)与显示屏上显示图像的宽高比不一致。这是由于显示设备中定义的宽高比与图像的宽高比不一致造成的。例如,一幅 200 像素×200 像素的方形图,可能在某些显示设备上显示的图像不再是方形图,而变成矩形图。

亮度分辨率是指在亮度量化级别中可分辨的最小变化。亮度分辨率和颜色无关,最亮的表示白色,最暗的表示黑色,中间值为灰,它体现显示屏区分亮度的能力。亮度分辨率越高,可展现在屏幕上的亮度种类越多。早期显示屏为 16 色设计,亮度分辨率很低,后来提升到 256 色,再后来提升到 16 位和 32 位。在亮度级别中,测量可分辨的变化是一个高度主观的过程。出于硬件方面的考虑,亮度级数通常是 2 的整数次幂,大多数情况下该值取 8 位,即 256 级亮度。

## 3.1.2 数字图像类型

图像数据在联机存储器和数据库存储器中一般以图像文件的形式存储。静态图像可分为矢量图和位图，位图也称为栅格图像。

矢量图采用一系列绘图指令来表示一幅图像。这种方法的本质是用数学（更准确地说是几何学）公式描述一幅图像。图像中每个形状都是一个完整的公式，称为一个对象。对象是一个封闭的整体，所以定义图像上对象的变化和对象与其他对象的关系对计算机来说是简单的，所有这些变化都不会影响到图像中的其他对象。公式化表示图像使得矢量图具有两个优点：①文件数据量小；②图像质量与分辨率无关，这意味着无论将图像放大或缩小多少，图像总是以显示设备允许的最大清晰度显示。

在计算机计算与显示矢量图时，也往往能看到画图的过程。但是，矢量图有一个明显的缺点，就是不易制作色调丰富或色彩变化太多的图像，而且绘制出来的图像不是很逼真，同时不易在不同的软件间交换文件。

位图通过许多像素点表示一幅图像，每个像素点具有颜色属性和位置属性。位图又可以分成如下4种：线画稿、亮度图像、真彩色图像和索引颜色图像。

### 1. 线画稿

线画稿只有黑、白两种颜色。使用扫描仪扫描图像，当设置成 Line Art 格式时，扫描仪以一位颜色模式来处理图像。若样点颜色为黑色，则扫描仪将相应的像素位元置为 0，否则置为 1。线画稿适合由黑、白两色构成且没有亮度阴影的图像。线画稿如图 3.2 所示。

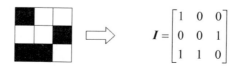

图 3.2　线画稿

### 2. 亮度图像

在亮度图像中，像素亮度级用 8 位表示。每个像素取值为介于黑色和白色之间的 256（$2^8=256$）种亮度中的一种。亮度图像只有亮度颜色而没有彩色，是具有从黑色到白色的 256 种亮度色域的单色图像。亮度图像如图 3.3 所示。

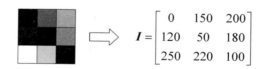

图 3.3　亮度图像

## 3. 真彩色图像

真彩色是 RGB 颜色的另一种流行称谓。从技术角度考虑，真彩色是指写到磁盘上的图像类型，而 RGB 颜色是指显示器的显示模式。RGB 图像的颜色是非映射的，它可以从系统的"颜色表"中自由获取所需的颜色，这种图像文件中的颜色直接与计算机上的显示颜色相对应。在真彩色图像中，每一个像素由红、绿和蓝 3 个字节组成，每个字节为 8 位，表示 0～255 的不同的亮度值，这 3 个字节组合可以产生 1670 万种不同的颜色。真彩色图像如图 3.4 所示。

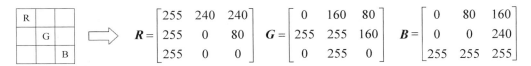

图 3.4　真彩色图像

## 4. 索引颜色图像

颜色深度为每像素 24 位的数字图像是目前所能获取、浏览和保存的颜色信息最丰富的彩色图像，由于它所表达的颜色远远超出了人眼所能辨别的范围，故将其称为"真彩色"。在真彩色出现之前，由于技术上的原因，计算机在处理时并没有达到每像素 24 位的真彩色水平，为此人们创造了索引颜色。索引颜色通常称为映射颜色，在这种模式下，颜色都是预先定义的，并且可供选用的一组颜色也很有限，索引颜色图像最多只能显示 256 种颜色。一幅索引颜色图像在图像文件中定义，当打开该文件时，构成该图像具体颜色的索引值就被读入程序中，根据索引值可找到最终的颜色。

## 3.1.3　图像文件格式

图像文件有多种存储格式，每种格式由不同的开发商支持。随着信息技术的发展和图像应用领域的不断拓宽，还会出现新的图像文件格式。每种图像文件均有一个文件头，在文件头之后才是图像数据。文件头的内容由制作该图像文件的公司决定，一般包括文件类型、文件制作者、制作时间、版本号、文件大小等内容。各种图像文件的制作还涉及图像文件的压缩方式和存储效率等。下面介绍几种常见的图像文件格式。

### 1. BMP 格式

BMP 格式也称为位图格式，是 Microsoft 公司开发的最普遍的栅格图像格式之一。在这种图像文件格式中，位图的每个数据位置对应地确定了图像中像素的空间位置，位图数据值和相应像素的亮度值一一对应。

以位图方式表示图像的优点在于，它的形式和数字图像的二维数组形式最为接近，因而容易实现。随着 Windows 的日益普及，这种图像文件格式已被越来越多的应用软件支持。以位图方式表示图像的缺点在于，存储开销相对较大。BMP 格式的图像文件也可以用游程长度编码等方式进行压缩，经过这种方式压缩的图像文件能在解压缩时恢复原来的信息，因此是一种无损压缩。

### 2. TIFF 格式

TIFF（Tagged Image File Format，标签图像文件格式）是 Aldus 公司最先开发的图像文件格式，TIFF6.0 以后的版本由 Aldus 公司和 Microsoft 公司共享版权。TIFF 是最复杂的一种位图文件格式。它是基于标记的文件格式，并广泛地应用于对图像质量要求较高的图像的存储与转换。由于其结构灵活和包容性大，已成为图像文件格式的一种标准，绝大多数图像系统都支持这种格式，并且是交换图像信息的最佳可选图像文件格式之一。

### 3. GIF 格式

GIF（Graphics Interchange Format，图像互换格式）是 CompuServe 公司在 1987 年开发的图像文件格式。GIF 格式是一种基于 LZW 算法的连续色调无损压缩格式，其压缩率一般在 50%左右，它不属于任何应用程序。目前，几乎所有相关软件都支持 GIF 格式，公共领域有大量的软件在使用 GIF 图像文件。GIF 图像文件的数据是经过压缩的，而且采用了可变长度等压缩算法。GIF 格式的另一个特点是其在一个 GIF 图像文件中可以存多幅彩色图像，如果把存于一个文件中的多幅图像数据逐幅读出并显示到屏幕上，就可构成一种简单的动画。

### 4. JPEG 格式

JPEG（Joint Photography Expert Group，联合图像专家组）格式是由国际标准化组织和国际电报电话咨询委员会两大标准化组织共同推出的，是目前最流行的高效率静态图像压缩标准之一。JPEG 格式在保存图像文件时能将人眼无法分辨的图像信息删除，以节省存储空间和传输流量，但这些被删除的图像信息无法在解压缩时还原，因此是一种有损压缩。JPEG 格式可以灵活设置图像压缩率，一般来说，当其压缩率在 10 之内时，图像基本不出现可觉察的失真，但是随着压缩率的增大，信息的损失就较为严重。在医学影像处理中，因出于对安全性、合法性及成本等因素的考虑，对图像的压缩（特别是有损压缩）往往需要十分谨慎。

### 5. DICOM 格式

DICOM（Digital Imaging and Communications in Medicine，医学数字成像和通信）标准

的制定和发展与图像存档与通信系统（Picture Archiving and Communication Systems，PACS）的发展有密切的关系。PACS 在 20 世纪 80 年代初有较大发展，但由于各成像设备厂家所用数据格式不统一，因此影响它们之间的信息交换、互连与通信，并阻碍本身的发展。这些问题促使美国放射学会（American College of Radiology，ACR）和美国电气制造商协会（National Electrical Manufactures Association，NEMA）在 1983 年成立了联合委员会，制定了 DICOM 标准。这个标准不仅确立了医学影像及相关的管理信息在存储和传输时应遵循的格式，也规范了被传输图像最终表现的方式，现已被医疗界和医疗设备生产商广泛接受。

DICOM 标准涵盖医学数字图像的采集、归档、通信、显示及查询等几乎所有信息交换协议，以开放互联的架构和面向对象的方法定义了一套包含各种类型的医学诊断图像及其相关的分析、报告等信息的对象集，并且定义了用于信息传递、交换的服务类与命令集，以及消息的标准响应。它详述了唯一标识各类信息对象的技术，并提供了应用于网络环境（OSI 或 TCP/IP）的服务支持。

DICOM 标准的推出与实现，大大简化了医学影像信息交换过程，推动了远程放射学系统、图像存档与通信系统的研究与发展，并且由于 DICOM 标准的开放性与互联性，使得与其他医学应用系统（HIS 和 RIS 等）的集成成为可能。

DICOM 标准需要解决不同设备制造商、不同国家等复杂的网络环境下的医学影像存储和传输问题；需要在复杂情况下实现准确无歧义的信息交换，因此需要解决的基本问题有语法问题和语义问题两大类。

所谓语义问题，是指交换信息的具体含义。人们用自然语言进行交流时，会存在二义性问题，即表达的意思存在多种含义，难以用计算机进行处理。因此，DICOM 标准需要专门定义自己的"语法"和"词汇"，以解决二义性问题。DICOM 标准的"词汇"是用一对整数表示的，称为标记（Tag），用数据字典给出详细的定义和解释，另外用 UID（唯一标识符）的方法给出唯一标识。"语法"则是指信息组成的规则，在 DICOM 标准中通信双方只有按照约定的方法组织数据，才可能使对方准确获得所传输的信息。

## 3.2 医学影像类别

### 3.2.1 X 射线图像

X 射线是高速运行的电子群撞击物质突然受阻时产生的。加热 X 射线管灯丝，产生自由电子并云集在阴极附近。当向 X 射线管两极提供高压电时，阴极与阳极的电势差陡增，处于活跃状态的自由电子成束以高速由阴极向阳极行进，撞击阳极钨靶而发生能量转换，其中仅约 1% 的能量形成 X 射线，其余 99% 左右的能量则转换为热能，由散热设施散发。

X 射线图像示意图如图 3.5 所示。

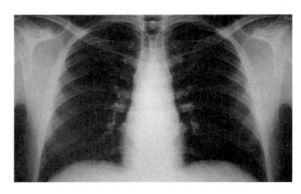

图 3.5　X 射线图像示意图

**1．X 射线的成像原理**

X 射线能使人体在荧光屏上或胶片上形成影像，X 射线成像必须具备以下 3 个基本条件。

（1）X 射线要具备一定的穿透力。

（2）被穿透的组织结构必须存在密度和厚度的差异，从而导致穿透物质后剩余 X 射线量的差别。

（3）有差别的剩余 X 射线量，仍为不可见的，必须经过载体（如 X 射线片、荧光屏等）才获得有黑白对比、层次差异的 X 射线影像。

**2．人体组织结构分类**

人体组织结构根据其密度的高低及其对 X 射线吸收的不同可分为以下 3 类。

（1）骨骼比重高、吸收 X 射线量多，X 射线片上骨骼部位显示白色，称为高密度影像。

（2）软组织包括皮肤、肌肉、结缔组织等，彼此之间密度差别不大，X 射线片上显示灰白色，称为中等密度影像；脂肪组织较一般软组织密度低，在 X 射线片上显示灰黑色。

（3）气体吸收 X 射线量最少，在 X 射线片上呈深黑色，称为低密度影像。X 射线成像技术主要包括普通 X 射线摄影、数字化 X 射线摄影及特殊 X 射线摄影，其中数字化 X 射线摄影包括计算机 X 射线摄影（Computed Radiography，CR）和数字 X 射线摄影（Digital Radiography，DR），特殊 X 射线摄影主要包括钼靶 X 射线摄影。普通 X 射线摄影是传统 X 射线摄影，现基本已被数字化 X 射线摄影取代。

**3．CR**

1）工作原理

CR 是 X 射线平片数字化的比较成熟的技术，使用可记录并由激光读出 X 射线影像信息的影像板（Image Plate，IP）作为载体，经 X 射线曝光及信息读出处理，形成数字式平片影像。

2）优点与不足

CR 的优点：CR 系统实现了常规 X 射线摄影信息的数字化，能够提高图像的分辨和显示能力；可采用计算机技术实施各种图像后处理功能，增加显示信息的层次；可降低 X 射线摄影的辐射剂量，有利于实现 X 射线摄影信息的数字化储存、再现及传输。CR 的不足：时间分辨率较低，不能满足动态器官和结构的显示；另外，CR 的空间分辨率低于传统的 X 射线屏-片系统。

4．DR

1）工作原理

在 X 射线电视系统的基础上，利用计算机数字化处理，使模拟视频信号经过采样和 A/D 转换后直接进入计算机，形成数字化矩阵图像。数字 X 射线摄影包括硒鼓方式、直接数字 X 射线摄影和电荷耦合器件摄影机阵列方式等多种。DR 的应用范围与 CR 基本相同。

2）优点

DR 图像具有较高分辨率，图像锐利度高，细节显示清楚；放射剂量小，曝光宽容度大；与 CR 相同，DR 也可根据临床需要进行各种图像后处理，能够直接进入图像存档与通信系统，便于临床应用、教学与远程会诊。

5．乳腺钼靶 X 射线摄影

乳腺钼靶 X 射线摄影包括钼靶平片和乳腺导管造影。以金属钼作为 X 射线管的阳极靶面，其发射的射线具有波长较长、穿透力较弱及衰减系数较大的特点，适合于软组织摄影。乳腺大部分结构均属软组织范围，故钼靶适合于乳腺检查。乳腺的常规投照体位包括侧位、轴位、斜位，必要时加照腋下位。

乳腺导管造影的目的在于了解有无乳管扩张及其原因。

## 3.2.2 CT 图像

CT 图像是真正的断面图像，它显示的是人体某个断面的组织密度分布图。CT 以 X 射线作为投射源，由探测器接收人体某断面上的各个不同方向上人体组织对 X 射线衰减值，经 A/D 转换后输入计算机，通过计算机处理后得到扫描断面的组织衰减系数的数字矩阵，然后将矩阵内的数值通过 D/A 转换，用黑白不同的灰度等级在荧光屏上显示出来。CT 图像具有图像清晰、密度分辨率高、无断面以外组织结构干扰等特点。内耳 CT 图像如图 3.6 所示。

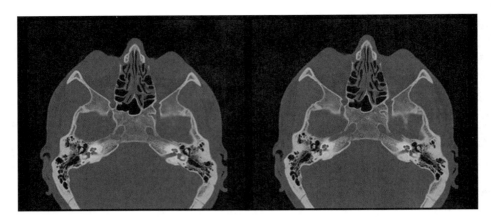

图 3.6 内耳 CT 图像

**1．CT 成像中的基本概念**

（1）体素和像素。CT 图像是人体某一部位有一定厚度的体层图像。成像的体层分成按矩阵排列的若干小的基本单元。以一个 CT 值综合代表每个小单元内的物质密度，这些小单元被称为体素。同样，一幅 CT 图像是由很多按矩阵排列的小单元组成的，这些组成图像的基本单元被称为像素。像素是体素在成像时的表现，像素越小，图像的分辨率越高。

（2）矩阵。矩阵是一个数学概念，将受检层面分割为若干小立方体，这些小立方体就是体素。当图像面积为一固定值时，像素越小，CT 图像矩阵越大，图像清晰度越高。

（3）空间分辨率。空间分辨率是指在保证一定的密度差前提下，显示待分辨组织几何形态的能力。常用每厘米内的线对数或者用可辨别最小物体的直径（mm）来表示。

（4）密度分辨率。密度分辨率是指能分辨两种组织最小密度差异的能力。

（5）CT 值。体素的相对 X 射线衰减度（该体素组织对 X 射线的吸收系数），表现为相应像素的 CT 值，单位为 Hu（Hounsfield unit）。规定水的 CT 值为 0Hu，骨皮质的 CT 值最高，为 1000Hu。人体组织的 CT 值界限可分为 2000 个分度，上界为骨的 CT 值（1000Hu），下界为空气的 CT 值（-1000Hu）。这样分度包括了最高密度（骨皮质）到最低密度（器官的含气部分）的 CT 值。CT 值计算公式如下：

$$CT值 = \frac{该物质的吸收系数（\mu_m）- 水的吸收系数（\mu_w）}{水的吸收系数（\mu_w）} \times 1000$$

水的吸收系数为 1，空气的吸收系数为 0，骨的吸收系数为 1.9~2.0。

（6）窗宽与窗位。窗宽是指荧光屏上的图像所包括的 16 个灰阶的 CT 值范围。人体组织的 CT 值范围有 2000 个分度（-1000~+1000），如在荧光屏上用 2000 个不同灰阶来表示 2000 个分度，由于灰度差别小，因此人眼不能分辨（一般仅能分辨 16 个灰阶）。如果用 16 个灰阶来反映 2000 个分度，则所分辨 CT 值是 125Hu（2000/16），也就是说如果两种组织的 CT 值的差别小于 125Hu，则不能分辨。为了提高组织结构细节的显示，使 CT 值差别小的两种组织能够分辨，需要采用不同的窗宽来观察荧光屏上的图像。例如，如果窗宽为 100，则可分辨 CT 值为 6.25Hu（100/16），即组织的 CT 值的差别大于 6.25Hu 就能分辨。窗宽的大小直接影响图像的对比度，加大窗宽，图像层次增多，组织对比减少；缩小窗宽，图像层次减少，组织对比增加。

窗位又称为窗中心，是指观察某一组织结构细节时，以该组织的 CT 值为中心观察。例如，脑的 CT 值约为 35Hu，而窗宽常用 100Hu，荧光屏上的图像所包括的 16 个灰度的 CT 值范围为-15～85Hu。CT 值<-15Hu 的组织的灰度与-15Hu 的组织的灰度相同，CT 值>85Hu 的组织的灰度与 85Hu 的组织的灰度相同，而 CT 值为-15Hu～85Hu 的组织则以 16 个不同灰度清楚地显示出来。提高窗位，荧光屏上的图像会变黑；降低窗位，荧光屏上的图像会变白。

（7）伪影。伪影是指在被扫描物体中并不存在的，而图像中却显示出来的各种不同类型的影像。患者不自主运动及患者躁动可产生伪影。另外，患者体内高密度的异物也可形成伪影，如假牙、钢钉等。

（8）部分容积效应。在同一扫描层面内含有两种以上不同密度的物质时，其所测得的 CT 值是它们的平均值，因而不能如实反映其中任何一种物质的 CT 值，这种现象称为部分容积效应，或称为部分容积现象。

**2．CT 成像的基本原理**

（1）X 射线扫描数据的收集和转换。

X 射线射入人体后，因被人体吸收而衰减，其衰减的程度与受检层面的组织、器官和病变的密度（原子序数）有关，密度越高，X 射线衰减越大。探测器组合收集衰减后的 X 射线信号（X 射线光子）时，首先借闪烁晶体、光电管和光电倍增管的作用，将看不见的光子转变为可见光线，再将光线集中，然后将光线转变为电信号并放大，最后用 A/D 转换器将输入的电信号转变为相应的数字信号并送入计算机中。

（2）扫描数据处理和重建图像。

计算机先将输入的原始数据加以校正处理，再进行重建图像。

（3）图像的显示及储存。

先重建图像矩阵中的数据，再经过 D/A 转换，转换为不同灰度的光点，形成图像，可由荧光屏显示，也可拍成照片；也可录入磁带、光盘、软盘等永久保存。

### 3.2.3 MRI 图像

MRI 检查技术是在物理学领域发现磁共振现象的基础上，于 20 世纪 70 年代继 CT 之后，借助电子计算机技术和图像重建数学的进展与成果而发展起来的一种新型医学影像检查技术。

通过对静磁场中的人体施加某种特定频率的视频脉冲，使人体组织中的氢质子受到激励而发生磁共振现象，当中断射频脉冲后，质子在弛豫过程中感应出 MRI 信号；经过对 MRI 信号的接收、空间编码和图像重建等处理过程，产生 MRI 图像，这种成像技术就是 MRI 技术。人体内氢核丰富，而且用它进行 MRI 的效果最好，因此，目前 MRI 常规用氢原子核来成像。脑部 MRI 图像如图 3.7 所示。

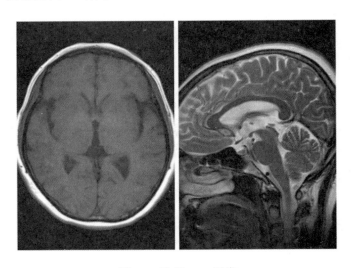

图 3.7 脑部 MRI 图像

### 1．MRI 中的基本概念

1）质子的纵向磁化

氢原子核只有一个质子，没有中子。质子带正电荷，并能自旋运动，因此产生磁场，每个质子均为一个小磁体，其磁场强度和方向用磁矩或磁矢量来描述。在人体进入静磁场以前，体内质子的磁矩取向是任意和无规律的，因此磁矩相互抵消，质子总的净磁矢量为零。如果进入一个强度均匀的静磁场，则质子的磁矩按静磁场的磁力线方向呈有序排列，其中正平行于静磁场磁力线的质子处于低能级状态，数目略多，而反平行于静磁场磁力线的质子处于高能级状态，数目略少，相互抵消的结果是产生一个与静磁场磁力线方向一致的净磁矢量，称为纵向磁化。

2）进动

在静磁场中，有序排列的质子不是静止的，而是做快速的锥形旋转，称为进动。进动速度用进动频率（每秒进动的次数）表示。静磁场场强越强，进动频率越高。

3）磁共振现象与横向磁化

当向静磁场中的人体发射与质子进动频率相同的射频脉冲时，质子吸收射频跃迁到高能级，从而使纵向磁化减小。与此同时，射频脉冲还使质子处于同步同速进动，即处于同相位。这样，质子在同一时间指向同一方向，其磁矢量也在该方向叠加起来，产生横向磁化。

4）弛豫与弛豫时间

中断射频脉冲后，宏观磁矢量并不立即停止转动，而是逐渐向平衡态恢复，此过程称为弛豫，所用的时间称为弛豫时间。弛豫的过程为释放能量和产生 MRI 信号的过程。

（1）纵向弛豫与横向弛豫：中断射频脉冲后，质子释放能量，逐一从高能级状态返回低能级状态，因此纵向磁化逐渐增大，直至缓慢恢复到原来的状态，此过程呈指数规律增长，称为纵向弛豫；与此同时，质子不再被强制处于同步状态（同相位），由于每个质子处于稍有差别的磁场中，开始按稍有不同的频率进动，指向同一方向的质子散开，横向磁化很快减小到零，此过程呈指数规律衰减，称为横向弛豫。

（2）纵向弛豫时间与横向弛豫时间：纵向磁化由零恢复到原来数值的 63%时所需的时间，称为纵向弛豫时间，简称 $T_1$；横向磁化由最大衰减到原来值的 37%时所需的时间，称为横向弛豫时间，简称 $T_2$。

（3）$T_1$ 和 $T_2$ 反映物质特征，而不是绝对值。$T_1$ 的长短同组织成分、结构和磁环境有关，与外磁场场强也有关系；$T_2$ 的长短与外磁场和组织内磁场的均匀性有关。人体正常与病变组织的 $T_1$ 和 $T_2$ 是相对恒定的，而且相互之间有一定的差别，这种组织间弛豫时间上的差别，是 MRI 的基础。

**2．MRI 的特点**

1）多参数成像

MRI 是多参数成像，其成像参数主要包括 $T_1$、$T_2$ 和质子密度等，可分别获得同一解剖部位或层面的 $T_1$WI、$T_2$WI 和 PDWI 等多种图像；在 MRI 中，$T_1$WI 上的影像对比主要反映的是组织间 $T_1$ 的差别；$T_2$WI 上的影像对比主要反映的是组织间 $T_2$ 的差别；而 PDWI 上的影像对比主要反映的是组织间质子密度的差别。

2）多方位成像

MRI 可获得人体轴位、冠状位、矢状位及任意倾斜层面的图像，有利于解剖结构和病变的三维显示和定位。

3）流动效应

体内流动的液体中的质子与周围处于静止状态的质子相比，在 MRI 图像上表现出不同的信号特征，称为流动效应。血管内快速流动的血液，在 MRI 过程中受到射频脉冲激励，但在中断射频脉冲后采集 MRI 信号时已经流出成像层面,因此接收不到该部分血液的信号,呈现无信号黑影,此现象称为留空效应。血液的留空效应使血管腔不使用对比剂即可显影,是 MRI 中的一个特色。

流动血液的信号还与流动方向、流动速度,以及层流和湍流有关。在某些状态下,流动液体还可表现为明显的高信号。

4)质子弛豫增强效应与对比增强

一些顺磁性和超顺磁性物质使局部产生磁场,可缩短周围质子弛豫时间,磁效应称为质子弛豫增强效应,这一效应是 MRI 行对比剂增强检查的基础。

3. MRI 的优点

(1)无 X 射线电离辐射,对人体安全无创。
(2)MRI 图像对脑和软组织分辨率极佳,解剖结构和病变形态显示清晰。
(3)多方位成像,便于显示体内解剖结构和病变的空间位置和相互关系。
(4)多参数成像。
(5)除可显示形态变化外,还能进行功能成像和生化代谢分析。

4. MRI 的限制

(1)带有心脏起搏器或体内有铁磁性物质的患者不能进行检查。
(2)需要监护设备的危重患者不能进行检查。
(3)对钙化的显示远不如 CT,难以对以病理性钙化为特征的病变做诊断。
(4)常规扫描时间较长,对胸腹检查受限。
(5)对质子密度低的结构(如肺和骨皮质)显示不佳。
(6)设备昂贵,尚未普及。

### 3.2.4 超声图像

超声医学是利用超声物理特性作用于人体组织器官来诊断和治疗疾病的一门学科。超声一般指超声波,是指声波振动频率超过 20 000Hz 的机械波,即超过人耳听觉上限的高频声波。利用超声波在人体器官组织传播过程中产生透射、折射、反射等信息,加以接收、放大和处理形成曲线的方法,称为超声诊断。超声波在生物组织中的传播规律是超声诊断的基础,对超声诊断最重要的生物组织是软组织和血液。当超声波经过不同性质的软组织和血液或当组织发生病理变化时,其在组织器官中的传播发生相应的改变,最终体现为超声曲线或图像上的差异。超声图像示例如图 3.8 所示。

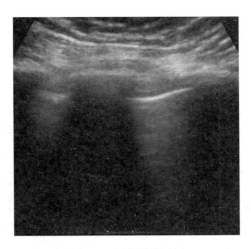

图 3.8　超声图像示例

现在使用的超声诊断方法有 A 型诊断法、B 型诊断法、M 型诊断法和 D 型诊断法。A 型诊断法，即幅度调制显示法，以波幅高低表示界面回声反射信号的强弱，其中纵坐标显示回声的幅度和波形，横坐标显示检测的深度。B 型诊断法，即辉度调制显示法，以辉度光点明暗表示界面回声反射信号的强弱。若回声反射信号强，则光点亮；若回声反射信号弱，则光点暗；若无回声反射信号，则为暗区。M 型诊断法，即运动显示法，是在单声束 B 型扫描中取样获得运动界面回声，再以慢扫描方法将运动界面展开，获得距离-时间曲线，反射光点在显示屏上自左向右移动显示。D 型诊断法，即多普勒显示法，多用于检测心脏及血管内血流的流速、性质、方向等，对心脏分流、瓣膜口有无狭窄及程度，以及反流性疾病有良好的定性及定量诊断价值。

## 3.2.5　核素图像

核医学研究核技术理论及其在医学中的应用，是使用放射性核素诊断、治疗疾病和进行医学研究的医学学科。我国核医学界将核医学分为实验核医学和临床核医学两部分。临床核医学又逐步形成了各系统核医学，如心血管核医学、肿瘤核医学等。

核医学显像是显示放射学核素标记的放射性药物在体内的分布图。放射性药物根据自己的代谢特点和生物学特性，能特异地分布于体内特定的器官或病变组织，并参与体内的代谢，标记在放射性药物分子上的放射性核素因放出射线而能在体外被检测。

核医学器官功能测定利用放射性药物在体内能被某一器官特异摄取、在某一特定的器官组织中被代谢或通过某一器官排出等特性。在体外测定这些放射性药物在相应的器官中摄取的速度、存留的时间、排出的速度等，就可以反映器官功能状态。

放射性核素脏器和组织显像是根据放射性核素示踪原理，利用放射性核素或其标记化合物在体内代谢分布的特殊规律，从体外获得脏器和组织功能、结构影像的一种核医学技术，用于核素显像目的的放射性示踪剂称为显像剂（Imaging Agent）。甲状腺核素图像如图 3.9 所示。

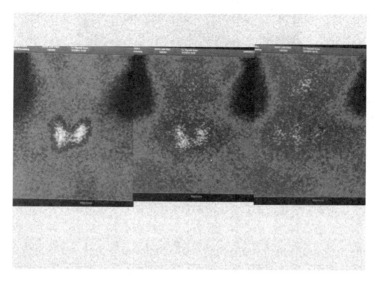

图 3.9　甲状腺核素图像

1．SPECT

1）结构

SPECT 主要由探头系统、机架、计算机、光学照相机、检查床系统和图像重建软件等组成。探头系统为一旋转型 γ 照相机。它围绕躯体旋转 360°或 180°进行采集，从多角度、多方位采集一系列平面投影影像。目前，探头系统已发展到双探头和三探头，且增加了新的功能，其中双探头或三探头可变角 γ 照相机可在 90°、180°及任意角度进行采集，大大缩短了显像时间，同时提高了显像的灵敏度和空间分辨率，而且拓宽了使用范围。

2）工作原理

利用引入人体内的放射性核素发出的 γ 射线经碘化钠晶体产生闪烁光子，闪烁光子再与光电倍增管的光阴极发生相互作用，产生光电效应。光电效应产生的光电子先经光电倍增管的打拿极倍增放大后在光阳极形成点脉冲，再经放大器放大成形，最后经位置计算电路形成 $X$、$Y$ 位置信号。各个光电倍增管输出信号之和为 $Z$、$X$、$Y$ 信号经处理后加入显示器偏转极，$Z$ 信号加入启辉极，从而在荧光屏上形成闪烁影像。利用滤波反投影方法，借助计算机处理系统可以用一系列投影影像重建横向断层影像，由横向断层影像的三维信息再经影像重建组合获得矢状、冠状断层或任意斜位方向的断层影像。

SPECT 图像是反映放射性药物在体内的断层分布图。放射性药物能够选择性聚焦在特定脏器、组织或病变部位，使其与邻近组织之间的放射性分布形成一定程度浓度差，而放射性药物中的放射性核素可发射出具有一定穿透力的 γ 射线，SPECT 在体外探测、记录到这种放射性浓度差,从而显示出脏器、组织或病变部位的形态、位置、大小及脏器功能变化。

SPECT 与 CT 都是用计算机断层技术构成图像的,但二者所探测到的射线来源不同,SPECT 接收的是 γ 光子(单光子),它是由体内发射出来的,为发射型 CT(Emission Computed Tomography,ECT),反映的是器官结构的功能代谢状况;而 CT 是由 X 射线从体外穿透人体而成像的,为穿透型 CT(Transmission Computed Tomography,TCT),主要反映器官的解剖形态。近年来,将核医学功能代谢影像与主要反映形态解剖的 CT、MRI 图像进行配准,即"图像融合"成为医学影像学发展的又一亮点,已有 SPECT/CT、PET/CT 及 PET/MRI 相继问世,并广泛应用于临床,为病变的定性和定位诊断提供了一种有用的检查手段。

SPECT 是临床核医学中应用最广泛的显像仪器之一,是我国三级甲等医院核医学科必须配备的设备。目前,SPECT 已广泛应用于全身各个系统的放射性核素显像。

## 2. PET

PET 利用 $^{11}$C、$^{13}$N、$^{15}$O、$^{18}$F 等正电子核素标记或合成相应的显像剂,引入机体后定位于靶器官,这些核素在衰变过程中发射正电子,这种正电子在组织中运行很短距离后,即与周围物质中的电子相互作用,发生湮灭辐射,发射出方向相反、能量相等(511keV)的两个 γ 光子。PET 采用一系列成对的互成 180° 排列并与符合线路相连的探测器来探测湮灭辐射光子,从而获得机体正电子核素的断层分布图,显示病变的位置、形态、大小、代谢和功能,对疾病进行诊断。

PET 利用人体正常组织含有的必需元素,即以 $^{11}$C、$^{13}$N、$^{15}$O、$^{18}$F 等正电子发射体标记的葡萄糖、氨基酸、胆碱、胸腺嘧啶、受体的配体及血流显像剂等药物为显像剂,以解剖图像方式从分子水平显示机体及病灶组织细胞的代谢、功能、血流、细胞增殖和受体分布状况等,为临床提供更多的生理和病理方面的诊断信息,因此,PET 显像称为分子显像或生物化学显像,与磁共振设备一同被誉为"21 世纪打开分子影像学的两把钥匙"。

PET 的基本结构由数据采集系统(探头)、数据处理系统、图像显示及同步检查床 4 部分组成。目前,临床型的探头(C-PET)一般选用 LSO 晶体,多个晶体围成环状,可分为单层环及多层环两类。多层的 PET 由多晶体多环结构组成,一次数据采集可得多个断层面,灵敏度高,横向和纵向视野大,一个全脑断层只需要一次数据采集就足够了。

2000 年左右,出现了将 CT 和 PET 有机地融合在一起的显像仪器——PET/CT,它颠覆了传统影像思维模式,实现了不同影像设备间的图像融合。其原理是在一个机架的前部安装 CT 成像装置,后部安装 PET 成像装置。患者检查时,检查床首先进入 CT 视野进行 CT 扫描,获得 CT 图像后检查床移动到 PET 视野,进行 PET 显像。用 CT 图像对 PET 采集数据进行散射和衰减校正后,重建出 PET 断层图像,再将 CT 图像与 PET 图像融合在一起,这种精确融合的图像解决了 PET 显像解剖位置定位不清和 CT 检查缺乏代谢信息的问题，两种方法取长补短，密切结合，其意义远远大于单独进行的 PET 和 CT 检查。

2010 年，西门子公司正式推出全球首款 MR-PET（磁共振-正电子发射型计算机断层显像仪）成像系统，将分子影像学的两个重要设备融为一体，可获得人体有关结构、功能和代谢等全方位信息，对于改进疾病的诊断和治疗具有重要价值，相信其将为分子影像学的发展揭开崭新的一页。

### 3.2.6 OCTA 图像

光学相干断层扫描技术（Optical Coherence Tomography，OCT）是近年来发展较快的一种具有发展前途的新型层析成像技术，特别是在生物组织活体检测和成像方面具有诱人的应用前景，已尝试在眼科、牙科和皮肤科的临床诊断中应用，是继 X-CT 和 MRI 技术之后的又一大技术突破，近年来已得到了迅速的发展。

1991 年，Huang 等人发明了 OCT 并且把这种技术应用在了视网膜检查上。OCT 是一种 3D 高分辨率成像方案，它通过测量从样品中反向散射的光来生成各种物体（如生物系统）的断层图像。为了获得较高的横向分辨率（在垂直于光束传播轴的平面内），OCT 将光聚焦到一个小点，然后在样本上进行扫描。为了在轴向上获得较高的分辨率（沿光束传播方向的光学切片），OCT 使用具有大带宽的光。OCT 作为医学领域中的一项应用广泛的光学成像技术，也是一个非常活跃的研究课题，通过光学成像，能够得到生物组织二维或三维结构图像。OCT 仪器如图 3.10 所示。

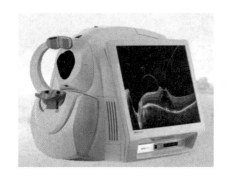

图 3.10 OCT 仪器

OCT 相较于先前的成像技术，具有很多突出的优势，首先，OCT 的非接触性和非破坏性，以及超高的探测灵敏度与较强的噪声抑制能力，能够使生物造影过程更加安全高效和清晰；其次，OCT 能够生成高分辨率且无噪声的图像，在检测过程中对生物组织也没有任何辐射。除却上述优点外，OCT 仪器的检测成本及造价也十分低廉，这也说明了其拥有非常广阔的发展前景。

OCTA 是建立在 OCT 上的一种新的成像方式,它以微米级的分辨率显示视网膜血管的三维结构,弥补了 OCT 无法提供血流信息的不足。OCTA 作为一种快速、非侵入性的诊断成像技术,可以在不注射染料的情况下产生视网膜微血管系统的深度分层、高分辨率图像,避免了类似于进行 FFA 检查时可能会造成过敏等问题,同时还可观察到相对更细小的血管结果,并对一些参数做出定量分析。虽然之前有文章借助眼底照相和计算图像处理技术的创新技术开发了新的基于计算机的程序,可定量地评估视网膜几何分支参数,如曲度、分形维数、分支角度和血管长径比等,但是这种基于手工标识及测量的参数的准确度存在局限性,眼底照相可观察血管级别也存在局限性,此外上述几何分支参数皆为各自相对独立的低维度特征。OCTA 图像示例图如图 3.11 所示。

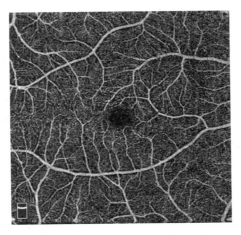

图 3.11  OCTA 图像示例图

## 3.3 医学影像基本处理技术

本节结合医学影像特点与图像处理技术,通过 Python 程序对医学影像进行处理操作,并对处理结果进行展示,使读者更快地学习到不同方法产生的不同处理效果。在本节中,我们将使用如图 3.12 所示的乳腺超声图像作为案例图像进行处理。

### 3.3.1 医学影像的几何变换

医学影像的几何变换主要指的是图像中的像素点坐标的变换,通过对应的坐标点关系,将原图像进行转换得到目标图像。

1. 扩展缩放

扩展缩放只是改变图像的尺寸大小。

```
1.  import numpy as np
2.  import cv2 as cv
3.  img = cv.imread('test.jpg')
4.  res = cv.resize(img,None,fx=2, fy=2, interpolation = cv.INTER_CUBIC)
5.  # 或者
6.  height, width = img.shape[:2]
7.  res = cv.resize(img,(2*width, 2*height), interpolation = cv.INTER_CUBIC)
```

2. 平移

平移就是将对象换一个位置。如果要沿$(x, y)$方向移动,移动的距离是$(t_x, t_y)$,可以以下面的方式构建移动矩阵

$$M = \begin{bmatrix} 1 & 0 & t_x \\ 0 & 1 & t_y \end{bmatrix}$$

使用 NumPy 数组构建这个矩阵(数据类型是 np.float32),然后把它传给函数 cv2.warpAffine()。以下面的代码为例,对象被移动了(100,50)个像素。

```
1.  import numpy as np
2.  import cv2 as cv
3.
4.  img = cv.imread('test.jpg',0)
5.  rows,cols = img.shape
6.  M = np.float32([[1,0,100],[0,1,50]])
7.  dst = cv.warpAffine(img,M,(cols,rows))
8.  cv.imshow('img',dst)
9.  cv.waitKey(0)
10. cv.destroyAllWindows()
```

运行结果如图 3.12 所示。

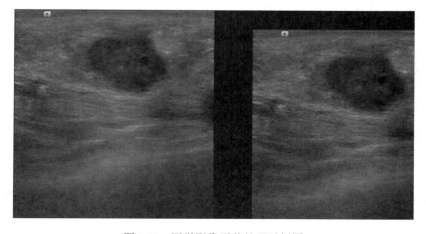

图 3.12　医学影像平移处理示例图

### 3．旋转

对一幅图像旋转 $\theta$ 角度，需要用到下面形式的旋转矩阵。

$$M = \begin{bmatrix} \cos\theta & -\sin\theta \\ \sin\theta & \cos\theta \end{bmatrix}$$

但是 OpenCV 允许在任意地方旋转，因此旋转矩阵的形式应该修改为

$$\begin{bmatrix} \alpha & \beta & (1-\alpha)\cdot \text{center}.x - \beta \cdot \text{center}.y \\ -\beta & \alpha & \beta \cdot \text{center}.x + (1-\alpha)\cdot \text{center}.x \end{bmatrix}$$

其中：

$$\alpha = \text{scale} \cdot \cos\theta$$
$$\beta = \text{scale} \cdot \sin\theta$$

为了构建这个旋转矩阵，OpenCV 提供了一个函数 cv2.getRotationMatrix2D。下面的例子是在不缩放的情况下将图像旋转 90°。

```
1.  img = cv.imread('messi5.jpg',0)
2.  rows,cols = img.shape
3.  # cols-1 和 rows-1 是坐标限制
4.  M = cv.getRotationMatrix2D(((cols-1)/2.0,(rows-1)/2.0),90,1)
5.  dst = cv.warpAffine(img,M,(cols,rows))
```

运行结果如图 3.13 所示。

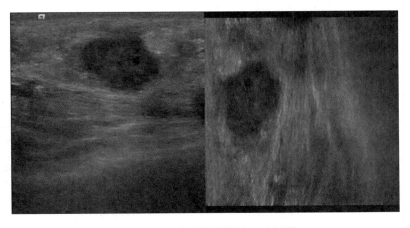

图 3.13　医学影像旋转处理示例图

## 3.3.2　医学影像的分割

### 1．阈值分割

阈值分割是一种古老、简单却非常有效的图像分割技术。所谓的阈值法，就是选用一个或几个阈值将图像的灰度级分为几个部分，认为属于同一个部分的像素属于同一物体。

阈值法可分为全局阈值法和局部阈值法两种。假设一幅图像由亮对象和暗背景两个部分组成，其灰度直方图如图 3.14 所示。

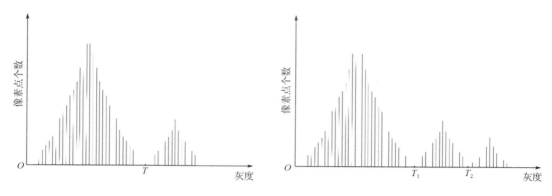

图 3.14 阈值灰度级示例图

显然，在如图 3.14 所示的位置选取阈值 T，可将对象和背景分开，将灰度值大于 T 的像素点归为对象，其余的像素点归为背景，用下式表达为

$$g(x,y) = \begin{cases} 1, & f(x,y) > T \\ 0, & 其他 \end{cases}$$

式中，$g(x,y)$ 为分割后得到的二值图像；$f(x,y)$ 为原始图像。由此可见，在阈值分割中确定阈值很关键，合适的阈值可以方便地将图像分割开。

阈值选取一般可写为下式：

$$T = T[x,y,f(x,y),p(x,y)]$$

式中，$f(x,y)$ 是在像素点 $(x,y)$ 处的灰度值；$p(x,y)$ 是像素点 $(x,y)$ 邻域的某种局部性质，即 $T$ 一般是 $(x,y)$、$f(x,y)$ 和 $p(x,y)$ 的函数。借助上式可以将阈值分割方法分为以下 3 类。

（1）如果仅根据 $f(x,y)$ 来选取阈值，那么所得的阈值仅与图像像素本身性质相关，称为全局阈值，即确定的阈值对全图使用。

（2）如果阈值是根据 $f(x,y)$ 和 $p(x,y)$ 来选取的，那么所得的阈值与局部区域性质相关，称为局部阈值，即分割结果依赖于区域的阈值选取。

（3）如果阈值取决于空间坐标 $(x,y)$，那么所得的阈值与坐标相关，称为动态阈值，前两种阈值称为固定阈值。

**2．全局阈值分割**

当像素值高于阈值时，我们用白色像素点替代该像素点，反之用黑色像素点替代该像素点。使用的函数就是 cv2.threshold。这个函数的第一个参数就是原图像，原图像应该是灰度图；第二个参数就是用来对像素值进行分类的阈值；第三个参数就是当像素值高于（有时是低于）阈值时应该被赋予的新的像素值。

```
1.  import cv2 as cv
2.
3.  img = cv.imread('test.png')
4.  re1, th1 = cv.threshold(img, 205, 255, cv.THRESH_BINARY)
5.
6.  cv.imshow('O', th1)
7.  cv.imwrite('out.jpg', th1)
```

运行结果如图 3.15 所示。

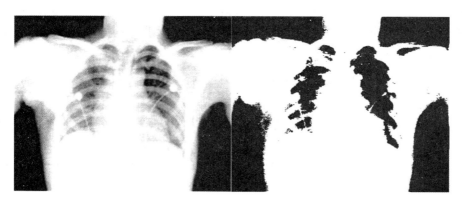

图 3.15　全局阈值分割示例图

### 3. 自适应阈值分割

在前面的部分我们采用的是全局阈值，整幅图像采用同一个数作为阈值。但是这种方法并不适用于所有情况，尤其是当同一幅图像上的不同部分具有不同亮度时。在这种情况下，我们需要采用自适应阈值。此时根据图像上的每一个小区域计算与其对应的阈值。因此，在同一幅图像上的不同区域采用的是不同的阈值，因此我们能在亮度不同的情况下得到更好的结果。自适应阈值分割示例图如图 3.16 所示。

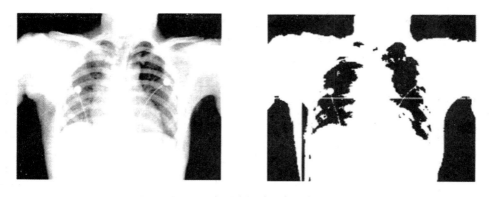

图 3.16　自适应阈值分割示例图

与全局阈值分割中得到的结果图进行对比可以看出，自适应阈值分割能够将全局阈值未能分割好的整体部分补全。

总体来讲，阈值分割法计算简单，分割速度快，但它忽略了图像的空间信息，导致了阈值分割法对噪声的灰度不均匀性很敏感。针对这一缺点，不少学者提出可以利用像素的空间位置信息，基于连通性及局部像素的灰度值，对传统阈值法进行改善。对于图像中不存在明显灰度差异或各物体的灰度值范围有较大重叠的图像分割问题，用这种分割方法也难以得到准确的分割结果。而由于人体内组织器官的多样性，大多数的医学影像都有这种情况，结构复杂，不适合直接用阈值分割。例如，从腹部 MRI 图像中提取肝脏轮廓时，由于肝脏和肾脏的密度相当，在图像中的灰度值几乎相同，此时直接用阈值法提取可能会出现过分割现象，从而将应保留的肝脏部分切掉，或者将灰度值相当的肾脏部分保留下来。但是这不是我们所希望的，所以对医学影像进行具体分割时，常结合图像的其他信息，如图像的梯度、纹理等局部统计信息。许多研究者提出了不少改进方法，如基于过渡区的方法、变换阈值法及结合连通信息的阈值方法等。另外，近些年，许多阈值分割法均借用了神经网络、模糊数学、遗传算法、信息论等工具做了许多改进，大大改善了分割效果。

### 4．区域生长算法

与上述的阈值分割法不同，区域生长算法是一种串行的区域分割法，其基本思想是将具有相似性质的像素集合起来构成区域。基本方法是先对每个需要分割的区域找一个种子像素作为生长的起点，将种子像素周围邻域中与种子像素有相同或相似性质的像素合并到种子像素所在的区域中；将这些新像素当作新的种子像素继续进行上面的过程，直至再没有满足条件的像素可被包括进来。

下面给出一个区域生长算法示例，图 3.17（a）给出需分割的图像，设已知有两个种子像素，现要进行区域生长。设定判断准则是：如果所考虑的像素与种子像素的灰度值之差的绝对值小于阈值 $T$，则将该像素包括进种子像素所在区域。图 3.17（b）给出 $T=3$ 时的区域生长结果，整幅图像被较好地分成两个区域。图 3.17（c）给出 $T=2$ 时的区域生长结果，有些像素无法判定。图 3.17（d）给出 $T=8$ 时的区域生长结果，整幅图像都被分在一个区域中。由此可见，阈值的选择是十分重要的，不同的阈值会产生不同的分割结果。

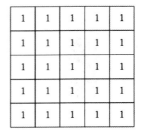

图 3.17　区域生长算法示例

在实际应用区域生长算法时需要解决以下两个问题。

（1）选择或确定一组能正确代表所需区域的种子像素。种子像素的选取常可借助具体问题的特点。如果对具体问题没有先验知识，则常可借助生长准则对每个像素进行相应计算。如果计算结果呈现聚类的情况，则接近聚类中心的像素可取为种子像素。

（2）确定在生长过程中能将相邻像素包括进来的准则。生长准则的选取不仅依赖于具体问题本身，也和所需图像数据的种类有关。另外，还需要考虑像素间的连通性和邻近性，否则有时会出现无意义的分割结果。制定让生长停止的条件或规则，一般生长过程在进行到没有满足生长准则需要的像素时停止。但常用的基于灰度、纹理、彩色的准则大都基于图像局部性质，并没有充分考虑生长的"历史"，为增加区域生长的能力常需要考虑一些与尺寸、形状等图像全局性质有关的准则，在这种情况下常需要对分割结果建立一定的模型。

图 3.18 所示为对肝脏图像采用多种子点进行区域生长算法的分割处理结果。

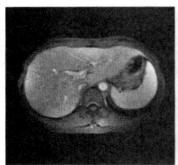 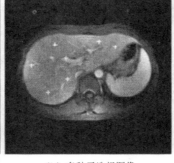 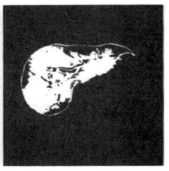

（a）原始图像　　　　　　　　（b）多种子选择图像　　　　　　　　（c）分割图像

图 3.18　对肝脏图像采用多种子点进行区域生长算法的分割处理结果

## 3.3.3　医学影像的直方图增强

在图像处理中，一种最简单且实用的工具是图像的灰度直方图。通过图像的灰度直方图的分布情况，可以大致判断一幅图像的质量。如果一幅图像的灰度直方图挤压在一个较小的灰度范围内，图像的灰度动态范围小，图像的对比度就低，图像的质量也就差；反之，图像的灰度动态范围大，图像的对比度就高，图像的质量也就好。要解决图像的灰度动态范围小的问题，一个直观的想法就是修改图像的灰度直方图。常用的修改灰度直方图的方法主要有灰度变换和直方图增强。灰度变换又称为对比度扩展与调整，它是一种逐像素点对图像进行变换的增强方法，一般通过线性或非线性函数对图像的灰度进行逐点修改来实现图像增强。直方图增强是一种通过改变图像的全部或局部对比度进行图像增强的技术，该技术主要有两种：直方图均衡化和直方图规定化。

1. 直方图均衡化

直方图均衡化的思想是把原始图像中的像素灰度做某种映射变换，使变换后图像灰度的概率密度为均匀分布，即变换后的图像灰度级均匀，这意味着图像灰度的动态范围的增加，从而提高图像的对比度。首先我们对图像的直方图分布进行可视化，直方图可视化示例图如图 3.19 所示。

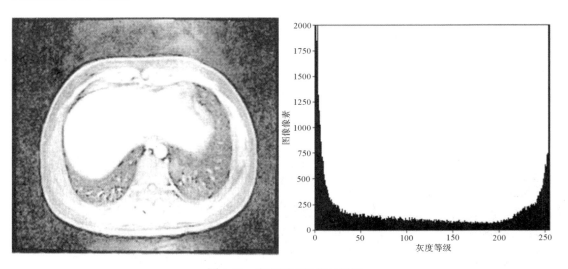

图 3.19　直方图可视化示例图

```
1. import cv2 as cv
2. import matplotlib.pyplot as plt
3.
4.
5. img = cv.imread('test.png', 0)
6. h, w = img.shape[:2]
7. pixelSequence = img.reshape([h * w, ])
8. numberBins = 256
9. histogram, bins, patch = plt.hist(pixelSequence, numberBins,
10.                                  facecolor='black', histtype='bar')
11. plt.xlabel("gray label")
12. plt.ylabel("number of pixels")
13. plt.axis([0, 255, 0, 2000])
14. plt.show()
```

在得到了图 3.19 展示的医学影像的直方图分布后，我们对该图像进行直方图均衡化操作，程序如下：

```
1. def calcGrayHist(I):
2.
3.     h, w = I.shape[:2]
4.     grayHist = np.zeros([256], np.uint64)
```

```python
5.      for i in range(h):
6.          for j in range(w):
7.              grayHist[I[i][j]] += 1
8.      return grayHist
9.
10.
11. def equalHist(img):
12.     # 灰度图像矩阵的高、宽
13.     h, w = img.shape
14.     # 第一步：计算灰度直方图
15.     grayHist = calcGrayHist(img)
16.     # 第二步：计算累加灰度直方图
17.     zeroCumuMoment = np.zeros([256], np.uint32)
18.     for p in range(256):
19.         if p == 0:
20.             zeroCumuMoment[p] = grayHist[0]
21.         else:
22.             zeroCumuMoment[p] = zeroCumuMoment[p - 1] + grayHist[p]
23.     # 第三步：根据累加灰度直方图得到输入灰度级和输出灰度级之间的映射关系
24.     outPut_q = np.zeros([256], np.uint8)
25.     cofficient = 256.0 / (h * w)
26.     for p in range(256):
27.         q = cofficient * float(zeroCumuMoment[p]) - 1
28.         if q >= 0:
29.             outPut_q[p] = math.floor(q)
30.         else:
31.             outPut_q[p] = 0
32.     # 第四步：得到直方图均衡化后的图像
33.     equalHistImage = np.zeros(img.shape, np.uint8)
34.     for i in range(h):
35.         for j in range(w):
36.             equalHistImage[i][j] = outPut_q[img[i][j]]
37.     return equalHistImage
38.
39.
40. img = cv.imread("./test.png", 0)
41. equa = equalHist(img)
42. cv.imshow("img", img)
43. cv.imshow("equa", equa)
44. cv.waitKey()
```

运行结果如图 3.20 所示。

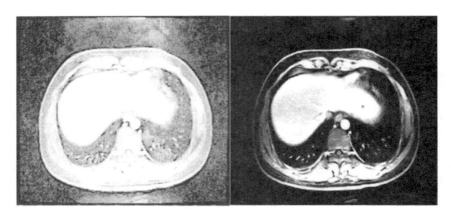

图 3.20 直方图均衡化示例图

经过直方图均衡化处理后,图像的直方图分布如图 3.21 所示。

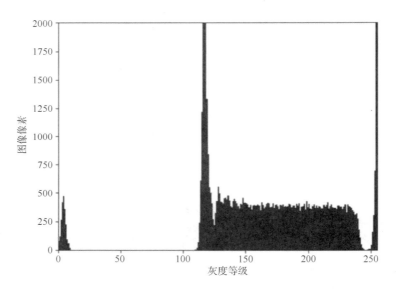

图 3.21 直方图均衡化图像可视化示例图

直方图均衡化有以下两个特点。

(1)根据各灰度级出现频率的大小,对各灰度级进行相应程度的增强,即各灰度级之间的间距相应增大。因此,直方图均衡化对对比度较低的图像进行处理是很有效的。

(2)因为直方图是近似的概率密度函数,所以用离散灰度级做变换一般得不到完全平坦的结果。另外,变换后的灰度级可能会减少,这种现象叫作简并现象。由于简并现象的存在,处理后的灰度级总是要减少的,这是像素灰度有限的必然结果。由于上述原因,数字图像的直方图均衡化只是近似的。

## 2. 直方图规定化

直方图均衡化能自动地确定灰度变换函数，该函数能够输出有均匀直方图的图像。这种方法得到的结果可预知，并且这种方法操作简单。这种用于产生处理后有特殊直方图的图像方法，称为直方图匹配或直方图规定化。

我们使用直方图均衡化后的图像进行直方图规定化增强，程序如下：

```
1.  img = cv.imread("./test.png", 0)
2.  Imin, Imax = cv.minMaxLoc(img)[:2]
3.  Omin, Omax = 0, 255
4.  # 计算a和b的值
5.  a = float(Omax - Omin) / (Imax - Imin)
6.  b = Omin - a * Imin
7.  out = a * img + b
8.  out = out.astype(np.uint8)
9.  cv.imshow("img", img)
10. cv.imshow("out", out)
11. cv.waitKey()
```

最终，我们得到的图像处理结果如图 3.22 所示。

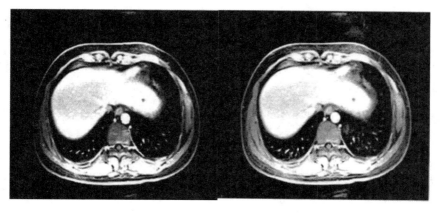

图 3.22 直方图规定化示例图

# 本章小结

本章首先从医学影像的基本概念出发，介绍了医学影像的基本单位、类型及存储方式等基础知识，然后介绍了医学影像的类别，对各种医学影像类别的成像原理及优劣势进行了分析，最后通过医学影像的几何变换运算、分割运算及直方图增强运算对医学影像基本处理方法进行了介绍。

## 习题 3

1. 简述数字图像处理的 3 个层次。
2. 用于区分一种彩色与另外一种彩色的 3 个特征是_____、_____和_____。
3. 什么是图像增强？图像增强技术分为几大类？
4. 什么是直方图？什么是直方图均衡化？什么是直方图规定化？
5. 解释数字图像的几个名词：空间分辨率、密度分辨率。
6. 现给出一幅图像，如下图所示，请使用区域生长算法，给出在使用两个种子像素及 $T=3$ 时，所能得到的最大两块区域。

| 7 | 6 | 1 | 5 | 1 |
|---|---|---|---|---|
| 1 | 2 | 5 | 2 | 1 |
| 2 | 1 | 4 | 5 | 9 |
| 1 | 3 | 1 | 2 | 7 |
| 4 | 1 | 2 | 1 | 1 |

7. 一幅彩色数字图像的分辨率为 1024 像素×768 像素，若采用 RGB 彩色空间，红、绿、蓝每一颜色分量用 8 位表示，在无压缩的情况下，计算机存储该图像将占用_____存储空间；当用图像处理软件去掉图像的彩色信息，只留下灰度信息时，灰度等级为 16，在无压缩的情况下，计算机存储该图像将占用_____存储空间。

8. 图像数字化包括_____和_____两个过程，其参数分别决定了图像的空间分辨率和_____。

9. 简要说明如下两种灰度变换函数会对图像产生什么效果。

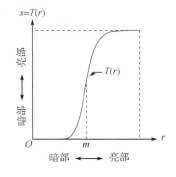 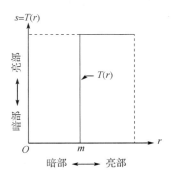

10. 假定有两张相隔 8 个月拍摄的某患者的胸部 X 光片。两张 X 光片上都显示有一颗小瘤，该小瘤也许是良性的，也许是恶性的。小瘤的大小和密度在 8 个月期间都发生了变化，但仅凭视觉检查，不能肯定小瘤是变得更好或更坏了。下面是每张 X 光片中包含小瘤

的一小块区域的直方图表。在 X 光片上，低灰度级代表黑色。请根据直方图表信息判断小瘤是变大还是变小？密度是变得更高还是更低？注意 X 射线是负图像，也就是说，密度越高的物体，亮度越高。

（$I$ 是灰度分级，$r_{1k}$ 和 $r_{2k}$ 是两个时期的灰度分布。）

| $I$ | 0 | 1 | 2 | 3 | 4 | 5 | 6 | 7 | 8 | 9 | 10 | 11 | 12 | 13 | 14 | 15 |
|---|---|---|---|---|---|---|---|---|---|---|---|---|---|---|---|---|
| $r_{1k}$ | 1 | 2 | 2 | 1 | 2 | 2 | 1 | 2 | 2 | 1 | 2 | 2 | 2 | 1 | 2 | 2 |
| $r_{2k}$ | 1 | 2 | 2 | 1 | 2 | 2 | 1 | 2 | 2 | 1 | 2 | 2 | 2 | 1 | 2 | 2 |

# 第 4 章

# 卷积神经网络

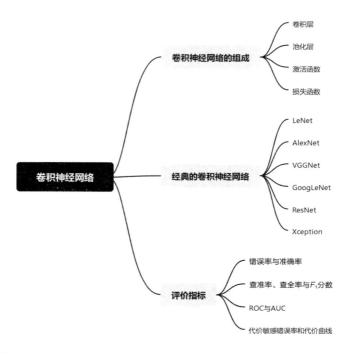

## 本章导读

卷积神经网络是一类包含卷积计算且具有深度结构的前馈神经网络，是深度学习、图像处理的代表算法之一。卷积神经网络凭借其自动提取特征的特点，已成为医学影像任务领域的研究热点。本章将从卷积神经网络的组成、经典的卷积神经网络及评价指标 3 部分进行介绍，使读者对卷积神经网络有一个全面的了解，学习各种经典的卷积神经网络的结构与优势，为设计实现医学影像处理算法奠定基础。

## 本章要点

- 卷积神经网络的组成。
- 经典的卷积神经网络。
- 常用的评价指标。

## 4.1 卷积神经网络的组成

### 4.1.1 卷积层

图像在进行预处理之后，被送入卷积层进行特征提取，卷积层内部组成卷积核的元素都对应着权重和偏置，类似于一个前向网络，通过反向传播算法进行参数更新。底层的卷积层提取的特征相对简单，类似于图像的角和边，随着网络的加深，高层网络更加具体，具有可以用来识别的特征。卷积核从上往下、从左至右遍历时，对当前层的特征进行数学运算，之后加入激活函数，即可完成输出。图像卷积运算公式如式（4-1）所示，卷积运算输出特征图尺寸公式如式（4-2）所示，卷积过程如图 4.1 所示。

$$\varsigma(i,j) = (X \times h)(i,j) = \sum_m \sum_n X(i+m, j+n) h(m,n) \tag{4-1}$$

式中，$X(i,j)$ 为上一层输入特征；$h(i,j)$ 为核函数；$\varsigma(i,j)$ 为映射输出。

$$L_{\ell+1} = \frac{L_\ell + 2p - f}{s_0} + 1 \tag{4-2}$$

式中，$L$ 为输出特征图尺寸；$\ell$ 为层数；$p$ 为填充行数；$f$ 为卷积核尺寸；$s_0$ 为步长。

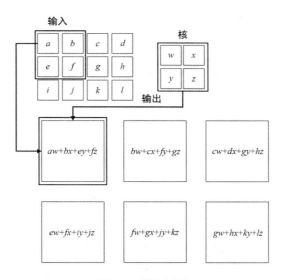

图 4.1 卷积过程

简言之，图像卷积的实质就是卷积核在图像上采用滑动窗口的方式扫描，之后进行如式（4-1）所示的运算，采用这种方式完成特征提取。除常规卷积外，还有形变卷积、空洞卷积等。卷积运算是在计算机视觉领域中的一种非常常见的操作，在图像滤波、特征提取、边缘检测等领域得到了广泛应用。

## 4.1.2 池化层

经过卷积提取特征后,结果通常并不会直接用于分类,其主要原因在于,初步提取的特征太多,参数量太大,容易发生过拟合。为了能够使得卷积后的特征用于分类,故提出了池化层。池化层通常又被称为下采样层,其作用是对每层的特征图进行降维,防止过拟合,原理是采用图像中某一区域的统计特性作为输出,一般这一区域为 2×2,用于保证输入和输出的近似不变性。池化主要分为 3 种:最大池化、平均池化和随机池化,其中最大池化统计目标区域的最大值,之后将最大值作为相应特征输出;平均池化是首先计算目标区域的平均值,之后将平均值输出;随机池化是随机选取区块中的某一数值作为特征输出,3 种池化方式如图 4.2 所示。

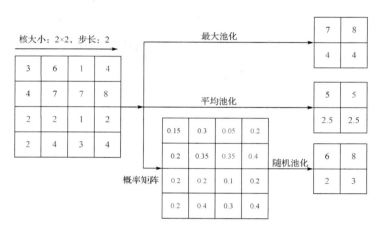

图 4.2　3 种池化方式

## 4.1.3 激活函数

激活函数(Activation Functions)对于卷积神经网络模型学习、理解非常复杂和非线性的函数来说具有十分重要的作用。它们将非线性特性引入网络中。如图 4.3 所示,在神经元中,输入的 inputs 通过加权、求和后,还被作用了一个函数,这个函数就是激活函数。引入激活函数是为了增加神经网络模型的非线性。没有激活函数的每层都相当于矩阵相乘。就算叠加了若干层之后,无非还是个矩阵相乘罢了。

常用的激活函数如下。

**1. Sigmoid 函数**

Sigmoid 函数又叫作 Logistic 激活函数,它将实数值压缩进 0~1 的区间内,还可以在预测概率的输出层中使用。该函数将大的负数转换成 0,将大的正数转换成 1。其数学表达式为

$$\sigma(x) = \frac{1}{1+e^{-x}} \tag{4-3}$$

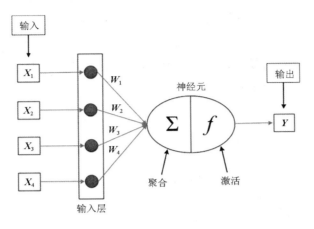

图 4.3 激活函数示意图

图 4.4 展示了 Sigmoid 函数及其导数。

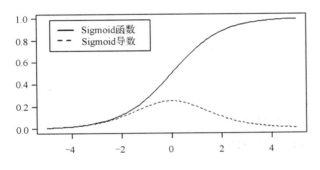

图 4.4 Sigmoid 函数及其导数

Sigmoid 函数具有以下几个优点。
- 值域为 0~1。
- 函数具有非常好的对称性。
- 函数对输入超过一定范围就会不敏感。

同时此函数也具有以下 3 个主要缺点。
- 梯度消失：当 Sigmoid 函数趋近 0 和 1 时，导数会变得较小，也就是说，Sigmoid 函数的梯度趋近于 0。当神经网络使用 Sigmoid 函数进行反向传播时，输出接近 0 或 1 的神经元，其梯度趋近于 0，这些神经元叫作饱和神经元。因此，这些神经元的权重不会更新。此外，与此类神经元相连的神经元的权重也更新得很慢，会导致出现梯度消失现象。如果一个大型神经网络包含 Sigmoid 神经元，而其中很多都处于饱状态，那么该网络许多参数几乎不参与更新，无法正常训练。
- 不以 0 为中心：Sigmoid 函数输出不以 0 为中心，会降低权重更新的效率。
- 计算成本高昂：Sigmoid 函数表达式中含有幂运算，计算机求解远比求解其他非线性激活函数耗时。

结合 Sigmoid 函数的优缺点，目前 Sigmoid 函数在卷积神经网络领域主要应用于二分类任务中输出层，极少应用于隐藏层中。

#### 2. tanh 函数

tanh 函数的表达式为

$$f(x) = \tanh(x) = \frac{2}{1+e^{-2x}} - 1 \tag{4-4}$$

图 4.5 展示了 tanh 函数及其导数。

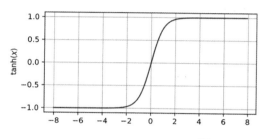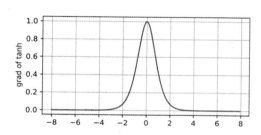

图 4.5  tanh 函数及其导数

tanh 函数相比于 Sigmoid 函数，具有函数输出以 0 为中心及收敛速度更快的优点，但仍然没有解决 Sigmoid 函数梯度消失的问题。

#### 3. ReLU 函数

修正线性单元（Rectified Linear Unit，ReLU），又称为线性整流函数，是目前卷积神经网络最常用的激活函数之一，其表达式如下：

$$f(x) = \max(0, x) \tag{4-5}$$

图 4.6 展示了 ReLU 函数及其导数。

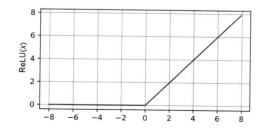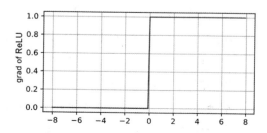

图 4.6  ReLU 函数及其导数

相比于 Sigmoid 函数和 tanh 函数，ReLU 函数的优点如下。
- 有效地缓解了梯度消失问题。
- 计算速度快得多。ReLU 函数中只存在线性关系，因此它的计算速度比 Sigmoid 函数和 tanh 函数的更快。
- 收敛速度远快于 Sigmoid 函数和 tanh 函数。

ReLU 函数同样也会有一些缺点。
- Dead ReLU 问题。当输入为负时，ReLU 函数完全失效，这部分神经元称作"死区"，影响网络的训练。ReLU 函数在训练时很"脆弱"，一不小心有可能导致神经元"坏死"。
- ReLU 函数不是输出以 0 为中心的函数。

## 4.1.4 损失函数

损失函数用来评价模型的预测值和真实值不一样的程度，损失函数越好，通常模型的性能越好。不同的模型用的损失函数一般也不一样。

损失函数分为经验风险损失函数和结构风险损失函数。经验风险损失函数是指预测结果和实际结果的差别，结构风险损失函数是指经验风险损失函数加上正则项。

下面将介绍常见的损失函数。

### 1. 平方损失函数

平方损失函数是指预测值与实际值差的平方，常用于回归问题，其表达式为

$$L[y, f(x)] = [y - f(x)]^2 \qquad (4\text{-}6)$$

### 2. 交叉熵损失函数

交叉熵损失函数本质上也是一种对数似然函数，常用于二分类和多分类任务中，其标准形式如下：

$$CE = -\frac{1}{n} \sum_x [y \ln a + (1-y) \ln(1-a)] \qquad (4\text{-}7)$$

式中，$x$ 表示样本；$y$ 表示实际的标签；$a$ 表示预测的输出；$n$ 表示样本的总数量。

### 3. 0-1 损失函数

0-1 损失计算方法是：若预测值和目标值不相等，则为 1，否则为 0。0-1 损失函数表达式为

$$L(Y, f(x)) = \begin{cases} 1, & Y \neq f(x) \\ 0, & Y = f(x) \end{cases} \qquad (4\text{-}8)$$

0-1 损失函数直接对应分类判断错误的个数，最早在感知机上使用，但由于它是一个非凸函数，目前使用频率较低。

## 4.2 经典的卷积神经网络

### 4.2.1 LeNet

1998 年，Yann LeCun 提出了 LeNet 模型，其是最早最具有代表性的卷积神经网络，规模虽小，但却包含了卷积层、池化层、激活函数和损失函数，是卷积神经网络最基本的单元。LeNet 是所有神经网络的基础，最初被应用于手写数字的识别。显然，LeNet 的输入图像为 1×28×28 的灰度图像，之后经过两次卷积-池化，特征图的大小为 50×4×4，接着采用含有一个隐藏层的全连接网络完成图像分类。LeNet 网络是神经网络的开始，之后随着深度学习的兴起，卷积神经网络得到迅速发展。LeNet-5 的网络结构如图 4.7 所示。

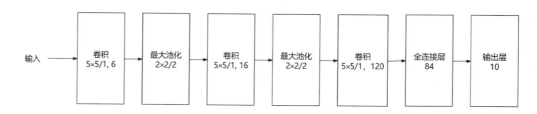

图 4.7　LeNet-5 的网络结构

LeNet-5 共包含以下 7 层。

C1 层是一个卷积层，由 6 个特征图（Feature Map）构成。特征图中每个神经元与输入为 5×5 的邻域相连。特征图的大小为 28×28，这样能防止输入的连接超出边界。C1 层有 156 个可训练参数和 122 304 个连接。

S2 层是一个下采样层，有 6 个 14×14 的特征图。特征图中的每个单元与 C1 层中相应特征图的 2×2 邻域相连接。S2 层中每个单元的 4 个输入相加，乘以一个可训练参数，再加上一个可训练偏置。每个单元的 2×2 感受野并不重叠，因此 S2 层中每个特征图的大小是 C1 层中特征图大小的 1/4（行和列各 1/2）。S2 层有 12 个可训练参数和 5880 个连接。

C3 层也是一个卷积层，它同样通过 5×5 的卷积核连接卷积层 S2，然后得到的特征图就只有 10×10 个神经元，但是它有 16 种不同的卷积核，所以就存在 16 个特征图。C3 层中每个特征图由 S2 层中所有 6 个或者几个特征图组合而成。为什么不把 S2 层中的每个特征图连接到 C3 层中的每个特征图呢？原因有两点：第一，不完全的连接机制将连接的数量保持在合理的范围内；第二，也是最重要的，其破坏了网络的对称性。由于不同的特征图有不同的输入，所以迫使它们抽取不同的特征（希望是互补的）。

S4 层是一个下采样层，由 16 个 5×5 大小的特征图构成。特征图中的每个单元与 C3 层中相应特征图的 2×2 邻域相连接，与 C1 层和 S2 层之间的连接一样。S4 层有 32 个可训练参数和 2000 个连接。

C5 层是一个卷积层，有 120 个特征图。每个单元与 S4 层的全部 16 个单元的 5×5 邻域相连。由于 S4 层特征图的大小也为 5×5（同滤波器一样），故 C5 层特征图的大小为 1×1，这构成了 S4 层和 C5 层之间的全连接。之所以仍将 C5 层标示为卷积层而非全连接层，是因为如果 LeNet-5 的输入变大，而其他的保持不变，那么此时特征图的维数就会比 1×1 大。C5 层有 48 120 个连接。

F6 层有 84 个单元（之所以选这个数字，是因为输出层的设计），与 C5 层全相连。有 10 164 个可训练参数。如同经典神经网络，F6 层先计算输入向量和权重向量之间的点积，再加上一个偏置，然后将其传递给 Sigmoid 函数产生单元 i 的一个状态。

输出层由欧氏径向基函数（Euclidean Radial Basis Function）单元组成，每类一个单元，每个单元有 84 个输入。

### 4.2.2 AlexNet

AlexNet 是 2012 年 ImageNet 竞赛冠军获得者 Hinton 和他的学生 Alex Krizhevsky 设计的，将分类错误率降低到了 15.315%，使用传统计算机视觉的第二名小组的分类错误率为 26.172%。AlexNet 的网络结构如图 4.8 所示。

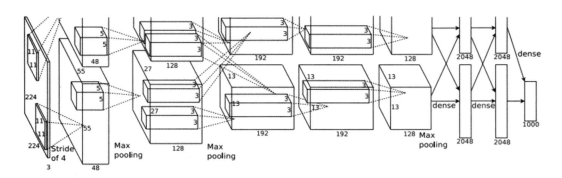

图 4.8　AlexNet 的网络结构

AlexNet 中包含了几个比较新的技术点，也首次在 CNN 中成功应用了 ReLU、Dropout 和 LRN 等技术。同时，AlexNet 也使用了 GPU 进行运算加速。

AlexNet 将 LeNet 的思想发扬光大，把 CNN 的基本原理应用到了很深很宽的网络中。AlexNet 主要用到的新技术点如下。

（1）成功使用 ReLU 函数作为 CNN 的激活函数，并验证其效果在较深的网络超过了 Sigmoid 函数，成功解决了 Sigmoid 函数在网络较深时的梯度弥散问题。虽然 ReLU 函数在很久之前就被提出了，但是直到 AlexNet 的出现才将其发扬光大。

（2）训练时使用 Dropout 随机忽略一部分神经元，以避免模型过拟合。Dropout 虽有单独的论文论述，但是 AlexNet 将其实用化，通过实践证实了它的效果。在 AlexNet 中主要是最后几个全连接层使用了 Dropout。

（3）在 CNN 中使用重叠的最大池化。此前 CNN 中普遍使用平均池化，AlexNet 全部使用最大池化，避免了平均池化的模糊化效果。并且 AlexNet 中提出让步长比池化核的尺寸小，这样池化层的输出之间会有重叠和覆盖，从而提升了特征的丰富性。

（4）提出了 LRN 层，对局部神经元的活动创建竞争机制，使得其中响应比较大的值变得相对更大，并抑制其他反馈较小的神经元，从而增强了模型的泛化能力。

（5）使用 CUDA 加速深度卷积网络的训练，利用 GPU 强大的并行计算能力，处理神经网络训练时大量的矩阵运算。AlexNet 使用了两个 GTX 580 GPU 进行训练，单个 GTX 580 GPU 只有 3GB 显存，这限制了可训练的网络的最大规模。因此将 AlexNet 分布在两个 GPU 上，在每个 GPU 的显存中存储一半的神经元的参数。因为 GPU 之间通信方便，可以互相访问显存，而不需要通过主机内存，所以同时使用多个 GPU 也是非常高效的。同时，AlexNet 的设计要求 GPU 之间的通信只在网络的某些层进行，从而控制了通信的性能损耗。

（6）数据增强，随机地从 256×256 的原始图像中截取 224×224 大小的区域（及水平翻转的镜像），相当于增加了 $2\times(256-224)^2=2048$ 倍的数据量。如果没有数据增强，仅靠原始的数据量，参数众多的 CNN 会陷入过拟合，使用数据增强后可以大大减轻过拟合，提升泛化能力。进行预测时，取图片的 4 个角加中间共 5 个位置，进行左右翻转，一共获得 10 张图片，对它们进行预测并对 10 次结果求均值。同时，AlexNet 论文中提到了对图像的 RGB 数据进行 PCA 处理，并对主成分做一个标准差为 0.1 的高斯扰动，增加一些噪声，这种方法可以使错误率再下降 1%。

### 4.2.3 VGGNet

VGGNet 是 DeepMind 和牛津大学的相关人员合作开发的，其在 2014 年大规模视觉竞赛中取得第二名的成绩。VGGNet 特征提取网络虽然在分类准确率上不及第一名，但是其在多个迁移学习任务中均优于第一名。实践证明，在图像中采用卷积神经网络进行特征提取，VGGNet 是首选。VGGNet 特征提取网络是在 AlexNet 网络的基础上发展而来的一种新的特征提取网络。与 AlexNet 不同的是，VGGNet 采用更小的卷积核和步长。

显然，VGGNet 采用小的卷积层组合来代替 5×5 的卷积层滤波器。经实验验证可知，采用多个卷积层与非线性激活函数连接构成的子结构进行交替连接，要比仅仅使用卷积层更能有效提取图像特征。多个小的滤波器的组合特征提取能力更强,并且参数数量更少,非线性表达能力更强。

图 4.9 所示为 VGGNet 各级别的网络结构和每一级别的参数量,从 11 层的网络一直到 19 层的网络都有详尽的性能测试。

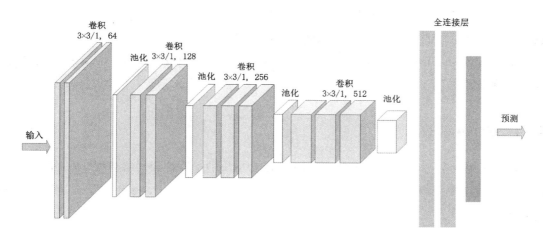

图 4.9 VGGNet 各级别的网络结构和每一级别的参数量

### 1. VGGNet 的图像预处理

VGGNet 的输入是 224×224 的 RGB 图像,预处理就是每个像素减去了均值。

### 2. VGGNet 的多尺度训练

VGGNet 使用 Multi-Scale 的方法做数据增强,首先将原始图像缩放到不同尺寸 $S$,然后随机裁切 224×224 的图像,这样能增加很多数据量,对防止模型过拟合有很不错的效果。实践中,VGGNet 作者令 $S$ 在[256,512]区间内取值,使用 Multi-Scale 的方法获得多个版本的数据,并将多个版本的数据合在一起进行训练。VGGNet 作者在尝试使用 LRN 之后认为 LRN 的作用不大,还导致了内存消耗和计算时间增加。

虽然网络层数加深,但 VGGNet 在训练的过程中比 AlexNet 收敛得要快一些,主要原因如下。

使用小卷积核和更深的网络进行正则化;在特定的层使用了预训练得到的数据进行参数的初始化。对于较浅的网络,如网络 A,可以直接使用随机数进行随机初始化;而对于较深的网络,可以使用前面已经训练好的较浅的网络中的参数值对其前几层的卷积层和最后的全连接层进行初始化。

### 3. VGGNet 改进点总结

使用更小的 3×3 的卷积核和更深的网络。2 个 3×3 的卷积核的堆叠相当于 5×5 的卷积核的视野，3 个 3×3 的卷积核的堆叠相当于 7×7 的卷积核的视野。这样一方面可以有更少的参数；另一方面可以有更多的非线性变换，增强 CNN 对特征的学习能力。

在 VGGNet 的卷积结构中，引入 1×1 的卷积核，在不影响输入/输出维度的情况下，引入非线性变换，增强网络的表达能力，降低计算量。

训练时，先训练 VGGNet 的级别简单（层数较浅）的 A 级网络，然后使用 A 级网络的权重来初始化后面的复杂模型，加快训练的收敛速度。

采用 Multi-Scale 的方法来进行训练和预测，可以增加训练的数据量，防止模型过拟合，提升预测准确率。

### 4.2.4 GoogLeNet

GoogLeNet 是 Google 推出的基于 Inception 模块的深度神经网络模型，在 2014 年的 ImageNet 竞赛中夺得了冠军。之所以名为"GoogLeNet"而非"GoogleNet"，是因为向早期的 LeNet 致敬。

**1．动机**

深度学习及神经网络快速发展，人们不再只关注更好的硬件、更大的数据集、更大的模型，而是更在意新的想法、新的算法及模型的改进。

一般来说，提升网络性能最直接的办法就是增加网络深度和宽度，这也就意味着巨量的参数。但是，巨量的参数容易产生过拟合，同时会大大增加计算量。

解决上述问题的根本方法是将全连接甚至一般的卷积都转化为稀疏连接，一方面现实生物神经系统的连接也是稀疏的；另一方面有文献表明，对于大规模稀疏的神经网络，可以通过分析激活值的统计特性和对高度相关的输出进行聚类来逐层构建出一个最优网络。这点表明臃肿的稀疏网络可能被不失性能地简化。

早些的时候，为了打破网络对称性和提高学习能力，传统的网络都使用了随机稀疏连接。但是，计算机软/硬件对非均匀稀疏数据的计算效率很低，所以在 AlexNet 中又重新启用了全连接层，目的是更好地优化并行运算。

所以，现在的问题是有没有一种方法，既能保持网络结构的稀疏性，又能利用密集矩阵的高计算性能。大量的文献表明，可以将稀疏矩阵聚类为较为密集的子矩阵来提高计算性能。

AlexNet 做出历史突破以来，直到 GoogLeNet 出来之前，主流的网络结构突破大致是网络更深（层数）、网络更宽（神经元数），所以大家调侃深度学习为"深度调参"，但是纯粹地增大网络有以下缺点。

- 若训练数据集有限、参数太多，则容易过拟合。

- 网络越大，计算复杂度越高，难以应用。
- 网络越深，越容易出现梯度弥散问题，难以优化模型。

解决上述问题的方法当然就是在增加网络深度和宽度的同时减少参数，Inception 就是在这样的情况下应运而生的。

2．Inception 网络结构

Inception 网络结构的主要思路是怎样用密集成分来近似最优的局部稀疏结构。Inception 基本网络结构如图 4.10 所示。

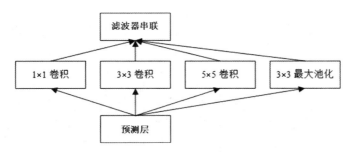

图 4.10　Inception 基本网络结构

- 采用不同大小的卷积核意味着不同大小的感受野，最后拼接意味着不同尺度特征的融合。
- 卷积核采用 1×1、3×3 和 5×5 的尺寸，主要是为了方便对齐，设定卷积步长 stride=1，只要分别设定 padding=0、1、2，那么卷积之后就可以得到相同维度的特征，然后就可以将这些特征直接拼接在一起了。
- 实验证明池化层很有效，所以网络结构中也加入了池化层。
- 网络越到后面，特征越抽象，而且每个特征所涉及的感受野也变大了，因此随着层数的增加，3×3 和 5×5 的比例也要增加。

但是使用 5×5 的卷积核仍然会带来巨大的计算量，为此借鉴 NIN，采用 1×1 的卷积核来进行降维，改进后的 Inception 网络结构如图 4.11 所示。

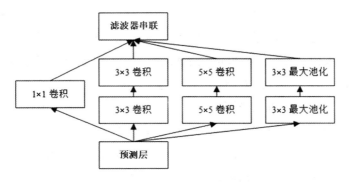

图 4.11　改进后的 Inception 网络结构

### 3．GoogLeNet 网络结构

GoogLeNet 网络结构如表 4.1 所示。

表 4.1　GoogLeNet 网络结构

| 网络层类型 | 样区尺寸/步幅 | 输出尺寸 | 深度 | #1×1 | #3×3衰减 | #3×3 | #5×5衰减 | #5×5 | Pool proj | 参数个数 | （神经元个数）ops |
|---|---|---|---|---|---|---|---|---|---|---|---|
| 卷积 | 7×7/2 | 112×112×64 | 1 | | | | | | | 2.7k | 34M |
| 最大池化 | 3×3/2 | 56×56×64 | 0 | | | | | | | | |
| 卷积 | 3×3/1 | 56×56×192 | 2 | | 64 | 192 | | | | 112k | 360M |
| 最大池化 | 3×3/2 | 28×28×192 | 0 | | | | | | | | |
| Inception（3a） | | 28×28×256 | 2 | 64 | 96 | 128 | 16 | 32 | 32 | 159k | 128M |
| Inception（3b） | | 28×28×480 | 2 | 128 | 128 | 192 | 32 | 96 | 64 | 380k | 304M |
| 最大池化 | 3×3/2 | 14×14×480 | 0 | | | | | | | | |
| Inception（4a） | | 14×14×512 | 2 | 192 | 96 | 208 | 16 | 48 | 64 | 364k | 73M |
| Inception（4b） | | 14×14×512 | 2 | 160 | 112 | 224 | 24 | 64 | 64 | 437k | 88M |
| Inception（4c） | | 14×14×512 | 2 | 128 | 128 | 256 | 24 | 64 | 64 | 463k | 100M |
| Inception（4d） | | 14×14×528 | 2 | 112 | 144 | 288 | 32 | 64 | 64 | 580k | 119M |
| Inception（4e） | | 14×14×832 | 2 | 256 | 160 | 320 | 32 | 128 | 128 | 840k | 170M |
| 最大池化 | 3×3/2 | 7×7×832 | 0 | | | | | | | | |
| Inception（5a） | | 7×7×832 | 2 | 256 | 160 | 320 | 32 | 128 | 128 | 1072k | 54M |
| Inception（5b） | | 7×7×1024 | 2 | 384 | 192 | 384 | 48 | 128 | 128 | 1388k | 71M |
| 平均池化 | 7×7/1 | 1×1×1024 | 0 | | | | | | | | |
| 退出（40%） | | 1×1×1024 | 0 | | | | | | | | |
| 线性 | | 1×1×1000 | 1 | | | | | | | 1000k | 1M |
| softmax | | 1×1×1000 | 0 | | | | | | | | |

主要优点如下。

- GoogLeNet 将整体网络进行了模块化，方便网络结构的增添和修改。
- 网络最后采用了平均池化来代替全连接层（借鉴 NIN 的做法），事实证明可以将 TOP accuracy 提高 0.6%，但是，实际在最后一层还是加了一个全连接层，为了方便之后的微调。
- 虽然移除了全连接层，但是网络中依然使用了 Dropout。
- 为了避免梯度消失，网络额外增加了两个辅助的 softmax 用于前向传导梯度。此外，在实际测试时，这两个额外的 softmax 会被去掉。
- 使用 1×1 的卷积核来进行升/降维（借鉴 NIN 的做法）：在相同尺寸的感受野中叠加更多的卷积层，能提取到更丰富的特征；能有更多的非线性激活函数，在相同的感受野范围能提取更强的非线性；使用 1×1 的卷积核进行降维，降低了计算复杂度。
- 在多个尺寸上同时进行卷积再聚合：在直观感觉上，在多个尺度上同时进行卷积，

能提取到不同尺度的特征。特征更为丰富也意味着最后分类判断时更加准确；利用稀疏矩阵分解成密集矩阵计算的原理来加快收敛速度。
- 使用了辅助分类器，可以避免梯度消失，促进了更稳定的学习和更好的收敛（起正则器的效果）。

### 4.2.5 ResNet

ResNet 是何凯明等人提出的将残差单元应用于神经网络，训练了多种深度的卷积神经网络，其在 2015 年计算机视觉大赛上获得了冠军，效果较好。ResNet 的主要思想就是基于神经网络两个问题提出的，其一，随着网络的加深，存在梯度消失问题；其二，退化问题，简言之，当神经网络的层数加深时，准确率会接近饱和，当继续加深网络时，会导致训练误差继续增加。

#### 1．残差网络结构的提出

做这样一个假设：假设现有一个比较浅的网络（Shallow Net）已达到了饱和的准确率，这时在它后面再加上几个恒等映射层（Identity mapping，也即 $y=x$，输出等于输入），这样就增加了网络的深度，并且起码误差不会增加，也即更深的网络不应该带来训练集上误差的上升。而这里提到的使用恒等映射直接将前一层输出传到后面的思想，便是著名深度残差网络 ResNet 的灵感来源。

ResNet 引入了残差网络（Residual Network）结构，通过这种残差网络结构，可以把网络层弄得很深（甚至可以达到 1000 层及以上），并且最终的分类效果也非常好，残差网络的基本结构如图 4.12 所示。

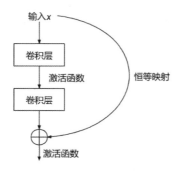

图 4.12 残差网络的基本结构

假设：神经网络输入为 $x$；期望输出为 $H(x)$，即 $H(x)$ 是期望的复杂映射，如果要学习这样的模型，那么训练的难度会比较大。

此时，如果已经学习到较为饱和的准确率，或者发现下层的误差变大时，接下来的目标就转化为恒等映射的学习,也就是使得输入 $x$ 近似于输出 $H(x)$,以保持在后面的层次中不会造成精度下降。

图 4.12 所示的残差网络中,通过捷径连接的方式直接将输入 $x$ 传到输出作为初始结果,输出结果为 $H(x) = F(x) + x$,当 $F(x) = 0$ 时,$H(x) = x$,也就是恒等映射。于是,ResNet 相当于将学习目标改变了,不再是学习一个完整的输出,而是目标值 $H(x)$ 和输入 $x$ 的差值,也就是所谓的残差 $F(x) = H(x) - x$,因此,后面的训练目标就是将残差逼近于 0,使得随着网络的加深,准确率不下降。

**2．ResNet 网络结构**

ResNet 网络结构如表 4.2 所示。

表 4.2　ResNet 网络结构

| 层名 | 输出尺寸 | 18 层 | 34 层 | 50 层 | 101 层 | 152 层 |
|---|---|---|---|---|---|---|
| conv1 | 112×112 | 7×7, 64, 步长 2 | | | | |
| conv2_x | 56×56 | 3×3 最大池化, 步长 2 | | | | |
| | | $\begin{bmatrix}3\times3, 64\\3\times3, 64\end{bmatrix}\times2$ | $\begin{bmatrix}3\times3, 64\\3\times3, 64\end{bmatrix}\times3$ | $\begin{bmatrix}1\times1, 64\\3\times3, 64\\1\times1, 256\end{bmatrix}\times3$ | $\begin{bmatrix}1\times1, 64\\3\times3, 64\\1\times1, 256\end{bmatrix}\times3$ | $\begin{bmatrix}1\times1, 64\\3\times3, 64\\1\times1, 256\end{bmatrix}\times3$ |
| conv3_x | 28×28 | $\begin{bmatrix}3\times3, 128\\3\times3, 128\end{bmatrix}\times2$ | $\begin{bmatrix}3\times3, 128\\3\times3, 128\end{bmatrix}\times4$ | $\begin{bmatrix}1\times1, 128\\3\times3, 128\\1\times1, 512\end{bmatrix}\times4$ | $\begin{bmatrix}1\times1, 128\\3\times3, 128\\1\times1, 512\end{bmatrix}\times4$ | $\begin{bmatrix}1\times1, 128\\3\times3, 128\\1\times1, 512\end{bmatrix}\times8$ |
| conv4_x | 14×14 | $\begin{bmatrix}3\times3, 256\\3\times3, 256\end{bmatrix}\times2$ | $\begin{bmatrix}3\times3, 256\\3\times3, 256\end{bmatrix}\times6$ | $\begin{bmatrix}1\times1, 256\\3\times3, 256\\1\times1, 1024\end{bmatrix}\times6$ | $\begin{bmatrix}1\times1, 256\\3\times3, 256\\1\times1, 1024\end{bmatrix}\times23$ | $\begin{bmatrix}1\times1, 256\\3\times3, 256\\1\times1, 1024\end{bmatrix}\times36$ |
| conv5_x | 7×7 | $\begin{bmatrix}3\times3, 512\\3\times3, 512\end{bmatrix}\times2$ | $\begin{bmatrix}3\times3, 512\\3\times3, 512\end{bmatrix}\times3$ | $\begin{bmatrix}1\times1, 512\\3\times3, 512\\1\times1, 2048\end{bmatrix}\times3$ | $\begin{bmatrix}1\times1, 512\\3\times3, 512\\1\times1, 2048\end{bmatrix}\times3$ | $\begin{bmatrix}1\times1, 512\\3\times3, 512\\1\times1, 2048\end{bmatrix}\times3$ |
| | 1×1 | 平均池化 | | | | |
| FLOPs | | 1.8×10 | 3.6×10 | 3.8×10 | 7.6×10 | 11.3×10 |

### 4.2.6　Xception

2016 年,Chollet 等人提出 Xception 模型。Xception 是 Google 继 InceptionV3 之后对 Inception 系列网络的一次重大改进。在该网络中,研究认为通道间的相关性和空间相关性应该分开处理,之后原来的 InceptionV3 网络中的普通卷积操作被分离卷积(极致 Inception 模块)取代。

极致 Inception 模块如图 4.13 所示。

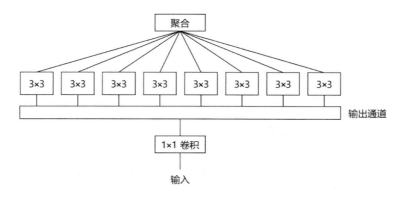

图 4.13 极致 Inception 模块

Xception 的结构基于 ResNet，但卷积层被单独的分离卷积代替，整个网络结构可以划分为 Entry、Middle 和 Exit 三个部分。

网络输入尺寸为 299×299，采用 3×3 的卷积核对 RGB 三通道图像进行 2 次卷积操作，并通过激活函数来提高非线性，连接深度可分离卷积运算单元。中间模块是 8 个深度可分离卷积运算单元，在每个运算单元中包含 3 个深度可分离卷积层，并具有 ReLU 函数的运算。

输出模块是一个深度可分离卷积运算单元。运算单元包括 2 次带 ReLU 函数和最大池的 3×3 深度可分离卷积运算，之后进行 2 次 3×3 带有 ReLU 函数的深度可分离卷积运算，进行全局平均合并，输入至全连接层。最后根据 Logistic 函数对输出进行分类。

Xception 在 ImageNet 数据集上进行测试的结果，比 InceptionV3 的准确率更优异，并且参数更少。

## 4.3 评价指标

评价指标，又称为性能度量（Performance Measure），是对学习器的泛化性能进行评估必不可少的一项指标。评价指标反映了任务需求，在对比不同模型的能力时，使用不同的评价指标往往会导致不同的评判结果，这意味着模型的"好坏"是相对的，什么样的模型是好的，不仅仅取决于算法和数据，还取决于任务需求。

### 4.3.1 错误率与准确率

错误率与准确率是分类任务中常用的两项评价指标，既适用于二分类，也适用于多分类。概念其实很容易理解，错误率，即错误分类的样本数（预测结果与真实标记不一致）占总样本数的比例。

$$E(f;D) = \frac{1}{m}\sum_{i=1}^{m}(f(x_i) \neq y_i) \tag{4-9}$$

准确率，即正确分类的样本数（正例分类正确与反例分类正确的和）占总样本数的比例。

$$\text{Acc} = 1 - E(f;D) \tag{4-10}$$

### 4.3.2 查准率、查全率与 $F_1$ 分数

错误率和准确率虽常用，但并不能满足所有任务要求。比如有时候我们更关心"所有的正例中有多少正例被分类出来了"→查全率，或者"预测正确分类中真正例比例占多少"→查准率。

对于二分类问题，我们可以根据分类结果得到如表 4.3 所示的混淆矩阵。

表 4.3 分类结果混淆矩阵

| 真实标签 | 预测结果 | |
|---|---|---|
| | 正 例 | 反 例 |
| 正例 | TP | FN |
| 反例 | FP | TF |

查准率，又称为精确率，缩写为 $P$。查准率是针对我们预测结果而言的，它表示的是预测为正的样本中有多少是真正的正样本。其定义公式如式（4-11）所示。

$$P = \frac{\text{TP}}{\text{TP} + \text{FP}} \tag{4-11}$$

查全率，又称为召回率，缩写为 $R$。查全率是针对我们原来的样本而言的，它表示的是样本中的正例有多少被预测正确。其定义公式如式（4-12）所示。

$$R = \frac{\text{TP}}{\text{TP} + \text{FN}} \tag{4-12}$$

查全率与查准率是一对矛盾的度量。一般来说，查准率高的时候查全率往往比较低。比如说要想查准率高，那么我们把那些得分率高的预测作为正例，此时另外一些正例会被漏判，从而导致查全率较低。同理，若想得到较高的查全率，则我们只需把所有的预测都判为正例，那么所有的真正例都被选出来了，但是此时的查准率就很低。通常我们可以绘制出 P-R 曲线（见图 4.14）来显示模型在样本上总体的查全率与查准率。

P-R 曲线是以查全率（$R$）为横坐标、查准率（$P$）为纵坐标的综合评估模型性能的曲线，其可以综合查全率和查准率来评价算法的优劣。P-R 曲线在坐标轴上越偏向右上方，说明检测结果的查准率和查全率越高，则该算法的检测效果越好。

P-R 曲线直观地显示出学习器在样本总体上的查全率、查准率。在进行比较时，若一个学习器的 P-R 曲线被另一个学习器的 P-R 曲线完全"包住"，则可证明后者的性能优于前者。如果两个学习器的 P-R 曲线发生了交叉，说明此时有 3 种常用的比较学习器优劣的办法。

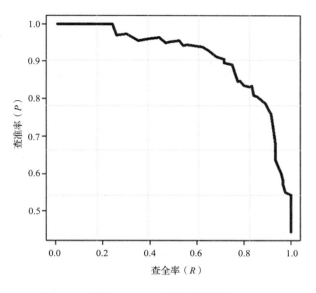

图 4.14 P-R 曲线示意图

(1) P-R 曲线与坐标轴下的面积在一定程度上表征了学习器在查准率和查全率上取得相对"双高"的比例。但这个值不太好进行估算。

(2) "平衡点"(Break-Even Point,BEP),其定义为查准率=查全率时的取值,其值越大认为学习器的性能越好。

(3) 目前最为常用的是 $F_1$ 分数,其表达式如式(4-13)所示。$F_1$ 值越大,模型越优。$F_1$ 值越大,反映到图像上,表明此模型曲线围绕 $X$ 轴覆盖的面积越大。当面积接近 1 时,表明 $P$ 和 $R$ 两者都很高。

$$F_1 = \frac{2 \times P \times R}{P + R} \tag{4-13}$$

### 4.3.3 ROC 与 AUC

受试者工作特征曲线(ROC)源于二战时用于敌机检测的雷达信号分析技术,后来应用到了医疗检测、心理学等领域,于 1989 年被引入机器学习领域。在 ROC 曲线中,$X$ 轴为假正例率(False Positive Rate,FPR),即 FP 率。$Y$ 轴为真正例率(True Positive Rate,TPR),即 TP 率。

$$\text{TPR} = \frac{\text{TP}}{\text{TP} + \text{FN}} \tag{4-14}$$

$$\text{FPR} = \frac{\text{FP}}{\text{FP} + \text{TN}} \tag{4-15}$$

AUC 表示 ROC 曲线中,曲线和 $X$ 轴围成的面积。通常比较两个模型的 AUC 大小,AUC 大者,表明其面积大,更接近 1。模型的 TPR 和 FPR 两者都相对较高时,模型更优。

AUC 判断标准如下。

（1）从 AUC 判断分类器（预测模型）优劣的标准。

- AUC = 1，是完美分类器。
- AUC = [0.85, 0.95]，效果很好。
- AUC = [0.7, 0.85]，效果一般。
- AUC = [0.5, 0.7]，效果较低，但用于预测股票已经很不错了。
- AUC = 0.5，与随机猜测一样（如丢硬币），模型没有预测价值。
- AUC < 0.5，比随机猜测还差；但只要总是反预测而行，就优于随机猜测。

（2）ROC 曲线的主要作用。

- ROC 曲线能很容易地查出任意阈值对学习器的泛化性能影响。
- 有助于选择最佳的阈值。ROC 曲线越靠近左上角，模型的准确性就越高。最靠近左上角的 ROC 曲线上的点是分类错误最少的最好阈值，其假正例和假反例总数最少。
- 可以比较不同学习器的性能。将各个学习器的 ROC 曲线绘制到同一坐标系中，直观地鉴别优劣，最靠近左上角的 ROC 曲线所代表的学习器准确性最高。

（3）ROC 曲线的优点。

- 该方法简单、直观，通过图示可观察分析学习器的准确性，并可用肉眼做出判断。ROC 曲线将真正例率和假正例率以图示方法结合在一起，可准确反映某种学习器真正例率和假正例率的关系，是检测准确性的综合代表。
- ROC 曲线不固定阈值，允许中间状态的存在，利于使用者结合专业知识，权衡漏诊与误诊的影响，选择一个更加合适的阈值作为诊断参考值。ROC 曲线示意图如图 4.15 所示。

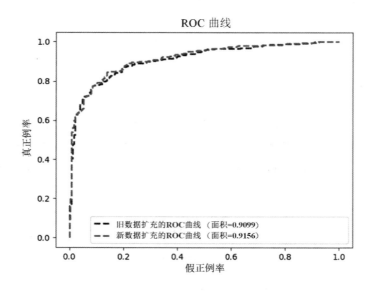

图 4.15　ROC 曲线示意图（扫码见彩图）

### 4.3.4 代价敏感错误率和代价曲线

现实情况中不同类型的错误所造成的结果不同，影响也不尽相同。例如，将健康的人诊断为患者和将患者诊断为健康的人，虽然看起来都是犯了一次错误，但是影响是不相同的。前者只是增加了再一次诊断的麻烦，而后者则会导致患者错过最佳的治疗时机。因此，为了权衡不同类型错误所造成的不同的损失，可为错误赋予"非均等代价"。

以二分类为例，可设定一个代价矩阵，如表 4.4 所示，其中用 $\text{cost}_{ij}$ 表示将第 $i$ 类预测为第 $j$ 类的代价，决定了错误的影响程度。在非均等代价下，我们所希望的不再是简单地最小化错误的次数，而是希望最小化总体代价。

表 4.4 二分类代价矩阵

| 真实标签 | 预测结果 | |
|---|---|---|
| | 正 例 | 负 例 |
| 第 0 例 | 0 | $\text{cost}_{01}$ |
| 第 1 例 | $\text{cost}_{10}$ | 0 |

代价敏感的错误率计算公式（以上面二分类为例，0 为正例，1 为负例）为

$$E(f;D;\text{cost}) = \frac{1}{m}(\sum_{x_i \sim D} \prod(f(x_i \neq y_i)\text{cost}_{10} + \sum_{x_i \sim D} \prod(f(x_i \neq y_i)\text{cost}_{01}) \quad (4\text{-}16)$$

式中，$D$ 为数据集；$\prod(*)$ 为指示函数。

cost 不只限于二分类，可以定义出多任务分类的代价敏感性能度量。

在非均等代价下，ROC 曲线不能直接反映出学习器的期望总体代价，而"代价曲线"则可达到该目的。

代价曲线图的横轴是取值为[0, 1]的正例概率代价：

$$p(+)\text{cost} = \frac{p \cdot \text{cost}_{01}}{p \cdot \text{cost}_{01} + (1-p) \cdot \text{cost}_{10}} \quad (4\text{-}17)$$

纵轴是取值为[0, 1]的归一化代价：

$$\text{cost}_{\text{norm}} = \frac{\text{FNR} \cdot p \cdot \text{cost}_{01} + \text{FPR} \cdot (1-p) \cdot \text{cost}_{10}}{p \cdot \text{cost}_{01} + (1-p) \cdot \text{cost}_{10}} \quad (4\text{-}18)$$

式中，$p$ 是样例为正例的概率；FNR 是假反例率，FNR=1-TPR。

因此，代价曲线与期望总体代价如图 4.16 所示。

图 4.16 中，灰色的阴影部分为模型的期望总体代价，期望总体代价越小，模型的泛化性能越好；反之，模型的泛化性能越差。

期望总体代价的意义：正例先验概率下学习模型的最小损失代价，并对所有正例先验概率下的最小损失代价求和。

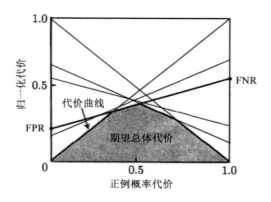

图 4.16 代价曲线与期望总体代价

代价曲线的绘制步骤如下。

ROC 曲线上的每一点对应代价平面上的一段线段（每一点即不同阈值下的分类器的表现，表现用真正例率、假正例率衡量），ROC 曲线上每一点的坐标为(FPR,TPR)，先计算出相应的 FNR，然后在代价平面上绘制一条从(0,FPR)到(1,FNR)的线段，学习器的期望总体代价是其所有的线段围成的面积（FNR=1-TPR，假反例率= 1 -真正例率），又因为横坐标为正例概率代价，在代价一定的情况下，其变量为 $p$（由归一化代价的公式可以得出，当 $p$ 为 0 时，即其值为 FPR），即整条线段就是不同 $p$ 下的代价。

期望总体代价求取公式如式（4-19）所示。

$$期望总体代价 = \sum_{p=0}^{p=1} p \cdot \text{cost}_{\min,p} \tag{4-19}$$

# 本章小结

本章主要介绍卷积神经网络的组成及一些经典的卷积神经网络与评价指标。本章首先分别介绍了卷积层、池化层、激活函数层及损失函数，使读者对卷积神经网络的结构有初步认识和了解；然后介绍几个经典的卷积神经网络，并分析它们的特点与改进方法；最后介绍医学影像训练任务中常用的一些评价指标，使读者掌握如何判断模型可靠性的知识。

# 习题 4

1. 常用的池化操作有（　　）。（多选）
   A．平均池化　　　B．最大池化　　　C．加权池化　　　D．随机池化
2. 卷积层最主要的作用是_____。

3．池化层的作用有（　　　）。（多选）

A．防止过拟合　　B．减少模型参数量　　C．增加非线性　　D．增加模型复杂性

4．使用（　　）损失函数能缓解梯度消失问题。

A．Sigmoid　　　B．tanh　　　　C．ReLU

5．二分类及多分类常用的损失函数是_____。

6．VGGNet 对网络结构进行优化的方法有什么好处？

7．ResNet 提出的残差结构主要解决了什么问题？

8．查全率、查准率如何求取？

9．$F_1$ 分数评价指标如何求取？

10．简述 ROC 曲线的优点。

# 第 2 篇　实际应用篇

# 第 5 章

# 常见的医学影像任务

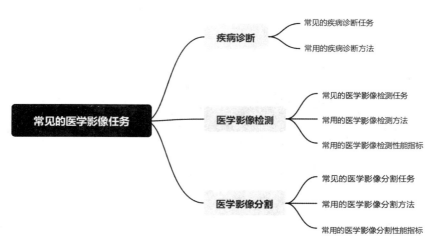

## 本章导读

目前,常见的医学影像任务有 3 种:疾病诊断、医学影像检测、医学影像分割。随着深度学习的飞速发展,以此为基础构建的计算机辅助检测/诊断系统取得巨大的成功。如何利用深度学习技术来辅助医生更高效地完成医学影像任务成为当今研究的热点。本章主要介绍深度学习在常见的医学影像任务上的应用。

## 本章要点

- 疾病诊断。
- 医学影像检测。
- 医学影像分割。

## 5.1 疾病诊断

疾病诊断是指根据图像确定可能疾病的类型和状况的任务。传统疾病的诊断是由放射科医生根据他们的经验进行的。为了减少操作者的依赖性并提高诊断准确性，在过去的几十年中已经开发了基于机器学习技术的 CAD 系统。本质上，疾病诊断是一项分类任务，可以将图像分类为正常或患病、良性或恶性或不同的严重性。这些 CAD 系统通常首先从图像中提取一些特征，然后将它们输入分类器中以给出最终结论。但是，通常需要大量的人力、物力进行特征的筛选及提取。

近年来，深度学习技术（尤其是卷积神经网络）在各种计算机视觉任务中获得了巨大的成功，这主要归功于其自动提取特征的能力。这种新型技术可直接用于辅助医生进行疾病诊断。以在胸片上使用卷积神经网络进行疾病诊断为例，采用交替的卷积层和池化层，每层包含可训练的卷积核组。卷积核组中的每个单独的卷积核都可以生成特征图。通过这种网络结果，模型可以学习越来越多的抽象特征，这些特征以后将送至全连接层使用完成分类任务，如图 5.1 所示。

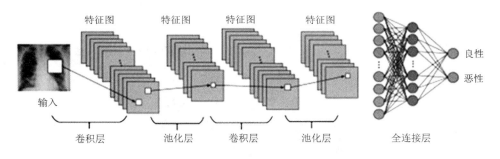

图 5.1 深度学习应用于疾病诊断的示例

### 5.1.1 常见的疾病诊断任务

#### 1. 乳腺疾病诊断（如乳腺癌）

目前，乳腺癌是我国女性常见的恶性肿瘤，位居女性恶性肿瘤发病之首。据统计，我国乳腺癌发病率正以每年 3%～4%的增幅快速增长，高于世界平均水平。我国乳腺癌发病形势不容乐观，乳腺癌的发病人群更是不断呈现年轻化趋势，高峰年龄段为 45～55 岁，同时乳腺癌也是导致 45 岁以下女性死亡的常见原因。而我国在 I 期阶段诊断出乳腺癌的概率不到 20%，一旦查出，多数已经转移或扩散。因此，对于乳腺癌的治疗，早期诊断特别重要。乳腺癌诊断实例如图 5.2 所示。

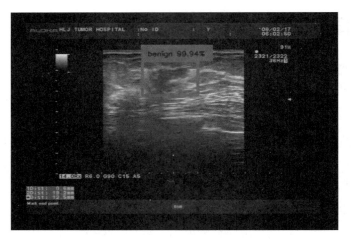

图 5.2 乳腺癌诊断实例

### 2．眼部疾病诊断（如青光眼）

青光眼是仅次于白内障的第二大致盲疾病，是导致不可逆性视力丧失的重要因素。由于青光眼疾病的发展具有很高的隐蔽性，在当前的常规医学检查中难以在青光眼形成早期及时发现。有研究表明，早期治疗青光眼疾病可将致盲率降低 50%左右，因此利用深度学习技术辅助医生进行青光眼疾病的早期诊断尤为重要，可以控制疾病恶化。青光眼诊断实例如图 5.3 所示。

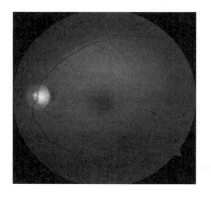

图 5.3 青光眼诊断实例

### 3．皮肤疾病诊断（如皮肤癌）

皮肤是人体最大、最重要的器官之一，具有屏障、感觉、调节体温、吸收及分析排泄五大作用，是人体抵御外界有害物质的第一道防线，而由于环境、食物、个人体质等因素容易诱发各种皮肤疾病，其中皮肤癌是世界上致死率最高的五大癌症之一。研究表明，皮肤癌的早期诊断是降低其致死率的行之有效的办法。使用深度学习技术进行皮肤癌的早期诊断能大幅缓解医疗资源不足，提高皮肤病的诊断效率，并且为医生提供客观的辅助分析结果。皮肤病诊断示例如图 5.4 所示。

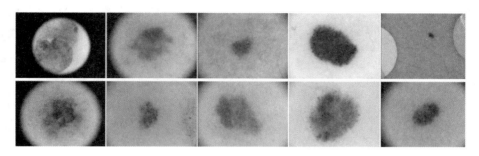

图 5.4　皮肤病诊断示例

**4．肺部疾病诊断（如新冠肺炎）**

肺炎是威胁肺部健康的常见呼吸系统疾病。新冠肺炎作为当今传染性极强、发病时间迅速的一种新型肺炎，会严重影响呼吸系统的功能，严重者会出现呼吸衰竭甚至死亡，一旦不能在早期发现并及时控制将会导致严峻的后果。控制新冠肺炎疫情的关键是早发现、早隔离、早治疗。因此，如何尽早诊断是否为新冠肺炎患者至关重要。使用深度学习技术能提高新冠肺炎的识别准确率，快速鉴别新冠肺炎。新冠肺炎超声示例如图 5.5 所示。

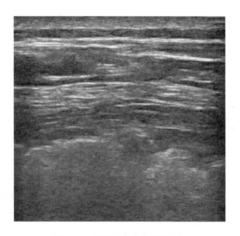

图 5.5　新冠肺炎超声示例

## 5.1.2　常用的疾病诊断方法

目前，常用的疾病诊断方法可分为 4 类：①直接使用通用的卷积神经网络；②结合自然图像中的知识；③结合其他医学数据集中的知识；④融入来自专业医生的经验。

**1．直接使用通用的卷积神经网络**

卷积神经网络具有能自动提取特征的能力，因此利用 AlexNet、GoogLeNet、VGGNet、

ResNet、DenseNet 等不同的卷积神经网络架构，在不同疾病的诊断任务中都取得了巨大的成功。例如，AlexNet 用于糖尿病性视网膜病变（DR）的诊断，在标准 KAGGLE 眼底数据集上的分类精度达到 97.93%。GoogLeNet、ResNet 和 VGGNet 用于犬溃疡性角膜炎的诊断，当对浅表和深层角膜溃疡进行分类时，大多数模型的准确率超过 90%。DenseNet 被用于在 X 射线胸片上诊断肺结节，实验结果表明，可以检测到 99%以上的肺结节。在各种 CNN 架构中，研究表明，VGGNet 和 ResNet 在许多医学诊断任务上更为有效。

### 2. 结合自然图像中的知识

对于许多计算机视觉任务，目前最为常用的做法是在大规模数据集上对模型进行预训练（如 ImageNet 数据集），然后将预训练的网络用于给定任务的初始化或用作固定特征提取器。这种方法同样适用于医学影像诊断。尽管自然图像和医学影像之间存在差异，但大量实验表明，在大规模具有良好注释的自然图像数据集上进行全面训练的 CNN 仍可用于疾病诊断任务。从本质上讲，这种迁移学习过程可以将来自自然图像的知识引入网络来提升医学影像诊断的性能。

可以通过两种方法利用在自然图像上进行预训练的网络：第一种是将它们用作固定特征提取器；第二种是将它们用于初始化，然后在目标数据集上进行微调，这两种方法如图 5.6 所示。

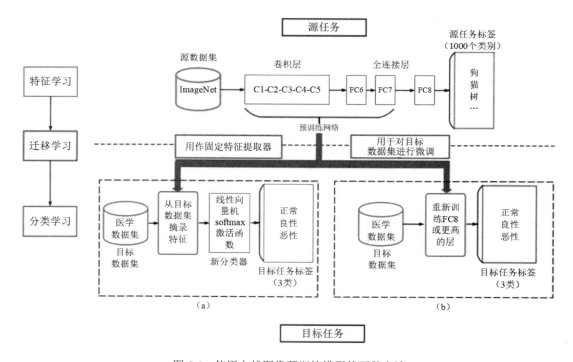

图 5.6　使用自然图像预训练模型的两种方法

第一种方法采用经过预训练的网络，删除最后一个全连接层，将网络的其余部分视为固定特征提取器。将提取的特征输入线性分类器（如支持向量机）中，该线性分类器在目标数据集上进行训练。目前，这种方法的应用包括乳腺肿块病变分类、胸部病理学鉴定、青光眼鉴定诊断、皮肤癌分类等。

第二种方法是在医学数据集上微调预训练网络的权重。可以对网络所有层的权重进行微调，或者使某些较低层保持固定，而仅对网络的某些较高层部分进行微调。该类别的应用包括皮肤癌、间质性肺病、乳腺癌和胸腔疾病的早期分类诊断。

### 3. 结合其他医学数据集中的知识

除了使用来自自然图像的信息，使用来自其他医学数据集的图像也是较为热门的一种有效方法。

包含与目标图像具有相同或相似模态的图像的医学数据集具有相似的分布，因此可能会有所帮助。例如，在乳腺癌疾病诊断中，为了将恶性和良性乳腺肿块分类在数字化的乳腺钼钯图像中，提出了一种多任务迁移学习 DCNN 来合并数字乳房 X 射线照片的信息。与仅使用 SFM 的单任务迁移学习 DCNN 相比，发现多任务迁移学习 DCNN 具有明显更高的性能。

此外，即使具有不同模态的医学影像也可以提供补充信息。实验表明，使用首先在数字乳房 X 射线照片数据集上进行预训练的模型比直接在目标数据集上使用数字乳房断层合成图像进行训练的方法可以获得更好的结果。在前列腺癌疾病诊断中，首先使用射频超声图像对 DCNN 进行预训练，然后在 B 型超声图像上对模型进行微调。

具有不同疾病的医学数据集中的图像也可以具有相似的形态结构或分布，因此可以互相帮助。有研究者提出了一种多任务深度学习（MTDL）方法。MTDL 可以同时利用多个癌症数据集，因此隐藏的表示形式可以为小规模癌症数据集提供更多的信息，并增强分类性能。此外，还有研究者提出了跨疾病注意网络（CANet）。CANet 使用特殊设计的依赖疾病的注意模块来表征和利用眼底图像中的糖尿病性视网膜病变和糖尿病性黄斑水肿之间的关系。在多个公共数据集中的实验结果表明，在诊断这两种疾病时，CANet 优于其他方法。

总之，当结合来自自然图像或其他医学数据集的知识时，广泛采用了两种方法：迁移学习和多任务学习。对于前者，首先在选定的外部数据集上训练深度学习模型，然后在目标模型上对其进行微调。对于后者，外部数据集和目标数据集分别用于多任务网络的辅助任务和主要任务。多任务网络中的固有网络共享使来自两个数据集的信息能够共享。从相关工作中我们还可以发现：①外部数据集很大；②外部数据集所包含图像的分布接近目标图像时，外部数据集特别有用。

## 4. 融入来自专业医生的经验

经验丰富的医生可以对给定的医学影像给出相当准确的结论，这主要归功于他们接受的培训，以及他们在许多情况下多年积累的专业知识。在阅读医学影像时，他们通常遵循某些特定模式或采取某些步骤。结合医生的这些知识，可以改善深度学习模型的诊断性能。

其中一种方式是模仿医学生的培训过程——接受的任务难度越来越大。例如，首先学习一些简单的任务，如确定图像是否包含病变；然后完成更具挑战性的任务，如确定病变是良性还是恶性；最后将给予更具挑战性的任务，如确定病变的亚型，这种方法称为课程学习。有研究者在乳腺筛查诊断任务上，提出了一种师生课程学习策略，用于 DCE-MRI 的乳腺筛查分类。在介绍恶性检测的难题之前，深度学习模型会针对较简单的任务进行训练，这种方法相比于传统的方法可展示出更好的性能。

有经验的医生在阅读医学影像时通常会遵循某些模式。这些模式通常可以在架构设计中纳入深度学习模型。例如，放射科医生在阅读胸片图像时通常采用以下方法：首先浏览整个图像，然后专注于局部病变区域，最后结合全局信息和局部信息做出决策。这种模式被纳入胸腔疾病分类网络的体系结构设计中，如图 5.7 所示。提出的网络具有 3 个分支，第一个用于查看整个图像，第二个用于查看局部区域，第三个用于将全局信息和局部信息组合在一起。该网络可在 ChestX-ray14 开源数据集上获取很高的准确性。

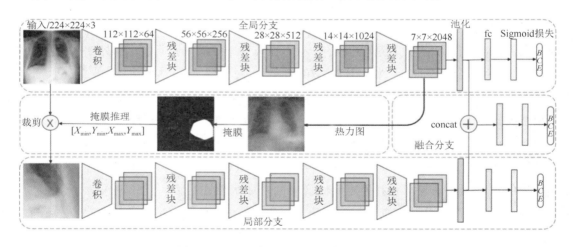

图 5.7 学习医生查看图像模式的方法示例

除上述两种方法外，有经验的医生阅读医学影像时，他们通常将注意力集中在几个特定区域，因为这些区域比其他地方更能提供疾病诊断信息。因此，有关医生重点关注的位置信息可能对深度学习模型有用，可以得到更好的结果。

例如，对于青光眼的诊断，名为 AG-CNN（Attention Guided CNN）的 CNN 明确包含"注意力图"。眼科医生将注意力图标记为数据集中的图像，以指示它们在读取图像时的焦点所在。通过合并注意力图,设计了 AG-CNN 中的注意力预测子网,并利用测量生成的和真实的注意力图(由眼科医生提供)之间的差异的注意力预测损失来微调训练过程。实验结果表明,AG-CNN 大大促进了最新的青光眼检测方法。医生关注区域方式示例如图 5.8 所示。

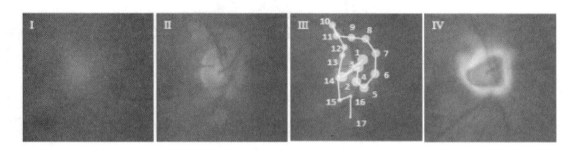

图 5.8 医生关注区域方式示例

## 5.2 医学影像检测

检测医学影像中的对象(如病变区域、异常器官)的任务很重要。在许多情况下,病变检测是疾病诊断的关键部分。同样,器官检测是图像配准、器官分割和病变检测的重要预处理步骤。在许多应用中,还需要检测医学影像中的异常,如大脑 MRI 图像中的脑微出血和视网膜图像中的硬性渗出液。

这些对象的检测是医生最费力的任务之一,因此很久以前就有研究通过设计 CAD 系统来完成任务。最近,深度学习模型已应用于检测医学影像中的病灶,并在许多领域取得了巨大的成功,如在 CT 图像中检测肺结节、在超声图像中检测乳腺肿瘤、在眼底图像中检测视网膜疾病等。

### 5.2.1 常见的医学影像检测任务

#### 1. 肺部病灶检测(如肺结节)

肺癌严重威胁人类生命健康,其发病率和病死率居所有恶性肿瘤的首位。根据美国肺癌筛查试验结果,肺癌患者中有 35% 是 10mm 以下的肺结节,肺结节筛查可使肺癌病死率下降 20%。因此,对肺结节的早检测、早诊断及早治疗是降低肺癌病死率的重要方法。目前,在肺结节检测的临床实践中存在诸多困难:①医师资源不足,工作压力较大;②筛查检测的准确率有进一步改进的空间。有研究报道,影像科医师肺结节检出率仅为 59.1%。因此需要基于深度学习的肺结节辅助病灶检测系统,提高肺结节的检出率、准确率和临床医师的工作效率。肺结节检测如图 5.9 所示。

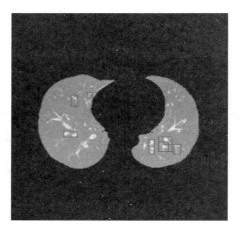

图 5.9　肺结节检测

**2．乳腺病灶检测（如乳腺肿瘤）**

乳腺 X 射线摄影技术是诊断乳腺癌最可靠的方法之一，主要原因是乳腺 X 射线图像分辨率高。然而，乳腺 X 射线图像自身也存在一些缺陷。例如，病灶区域对比度不明显，而且小的肿块或钙化点受乳腺周围组织的影响可能会使医生出现视觉上的混乱，导致医生在读取乳腺 X 射线图像过程中耗时耗力，诊断效率不高，甚至可能出现漏诊误诊。基于深度学习的方法能极大提高图像识别的准确率，有效辅助医生进行病灶检测。乳腺肿瘤检测如图 5.10 所示。

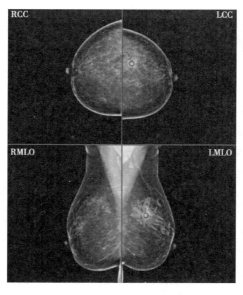

图 5.10　乳腺肿瘤检测

## 5.2.2 常用的医学影像检测方法

根据结构,现有的医学影像病灶检测方法可以分为以下 3 类。

(1)第一类方法首先根据颜色或纹理等特征将原始图像裁剪为小块,然后使用卷积神经网络将裁剪后的小块图像分类为目标区域或非目标区域,最后将具有相同标签的区域合并以获得目标候选对象。

(2)第二类方法通常采用两阶段检测器,如 Faster R-CNN 和 Mask R-CNN。这些检测器已在自然图像领域得到了广泛利用。它们通常由假设候选对象位置的区域提议网络(RPN)和后续的检测网络组成。Faster R-CNN 网络结构图和 Mask R-CNN 网络结构图分别如图 5.11 和图 5.12 所示。

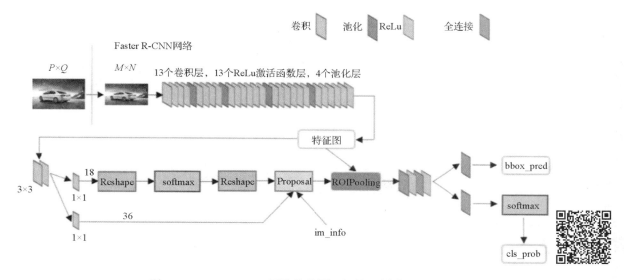

图 5.11 Faster R-CNN 网络结构图(扫码见彩图)

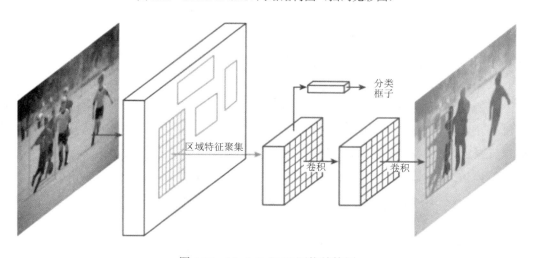

图 5.12 Mask R-CNN 网络结构图

（3）第三类方法采用单阶段检测器，如 YOLO、RetinaNet 等。这些网络通过考虑对象出现在图像中每个点的概率来跳过区域提议阶段并直接进行检测。与两阶段模型相比，此方法中的模型通常更简单，速度更快。YOLOV3 网络结构图和 RetinaNet 网络结构图分别如图 5.13 和图 5.14 所示。

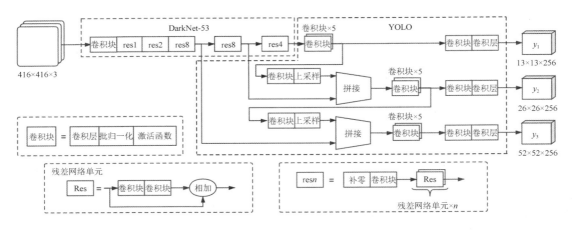

图 5.13 YOLOV3 网络结构图

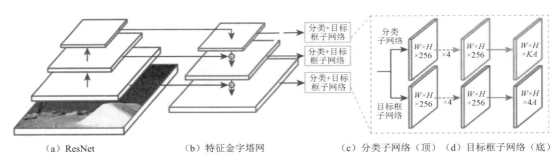

图 5.14 RetinaNet 网络结构图

除了上述较为常用的三类方法，研究者们还结合医生所掌握的知识进行了传统方法的创新，主要的创新有如下两个方面。

（1）训练模式。医生的训练模式通常是逐渐增加课程训练的任务难度，可以利用这种课程学习的模型来提升检测网络的性能。例如，有研究学者提出了一种注意力指导的课程学习框架，以在胸片中定位病变。在此过程中，按难度顺序（按不同严重程度级别分组）将图像逐渐送入卷积神经网络，并使用生成的热力图来定位病变区域。

（2）模仿医生查看图像的方法。有经验的医生在医学影像中定位可能的病变时，他们也具有特定的模式，可以将这些模式合并到深度学习模型中以进行对象检测。为了检测医学影像中的物体，经验丰富的医生通常具有以下模式。

① 他们通常考虑在不同设置（如亮度和对比度）下收集图像。

② 他们经常比较双边图像,并且通常读取相邻的切片。

例如,在标准的乳房 X 光检查中,会捕获两个乳房的图像,此时经验丰富的放射科医生通常会比较双侧 X 光检查图像以找到肿块。为了整合这种模式,有学者提出了一个对比的双边网络,其中双边图像首先被粗略地对准,然后被馈送到一对网络中以提取特征用于随后的检测步骤。对比的双边网络示意图如图 5.15 所示。

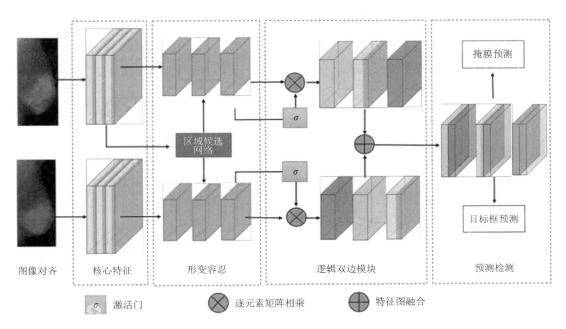

图 5.15 对比的双边网络示意图

## 5.2.3 常用的医学影像检测性能指标

在病灶检测任务的目标检测中,经常选用 $P$-$R$ 曲线、检测精度(AP)和检测精度均值(mAP)3 个指标来评定模型的性能。

$P$-$R$ 曲线是以查全率($R$)为横坐标、查准率($P$)为纵坐标的综合评估模型性能的曲线,其可以综合查全率和查准率来评价算法的优劣。$P$-$R$ 曲线在坐标轴上越偏向右上方,说明检测结果的查准率和查全率越高,则该算法的检测效果越好。在目标检测中,每类样本均有一条 $P$-$R$ 曲线,对于每类样本根据真实样本与预测样本的不同组合,可将乳腺超声肿瘤检测结果分为真正例(TP)、假正例(FP)及假反例(FN)。首先,对样本的预测值的置信度从高往低进行排序。然后,将每个样本点预测的置信度作为一个阈值,统计出 TP、FP 和 FN。TP 判断方法为:置信度大于阈值且 IoU 大于 0.5,同时类别正确;FP 判断方法为:置信度大于 0.5,不属于 TP 样本,置信度小于 0.5 为 FN 样本。最后,根据统计结果,计算出 $P$ 值和 $R$ 值。将每个阈值下的 $P$ 值和 $R$ 值连接起来就形成了 $P$-$R$ 曲线。对 $P$-$R$ 曲线求积

分即可分别得到良性和恶性肿瘤的检测精度（AP），最后对 AP 求均值，即可得到最终的检测精度均值（mAP）。计算公式为

$$\text{AP} = \int_0^1 P \text{d} R \tag{5-1}$$

$$\text{mAP} = \frac{\sum_{i=1}^{c} \text{AP}_i}{c} \tag{5-2}$$

式中，$c$ 表示类别数。$\text{AP}_1$ 和 $\text{AP}_2$ 是指良性和恶性样本的检测精度。

## 5.3 医学影像分割

医学影像分割致力于从背景中识别病变或器官的像素，通常被视为病变评估和疾病诊断的前提步骤。与通常基于边缘检测过滤器和数学方法的传统分割系统不同，基于深度学习模型的分割方法已成为近年来的主要技术，并已广泛应用于脑部病变的分割、乳腺肿瘤的分割等。

### 5.3.1 常见的医学影像分割任务

#### 1. 脑部病变分割（如脑肿瘤）

脑肿瘤指的是脑内不可控的、异常的细胞生长，具有较高的发病率和死亡率，对人类的健康具有十分严重的危害。其按性质又可划分为良性肿瘤及恶性肿瘤。恶性肿瘤通常细胞分化不良，正常循序，难以根治。脑肿瘤的及早发现、尽早治疗是保障患者生命安全、生活质量的重中之重。临床中，需要将坏死细胞、水肿、活跃细胞从脑脊液等正常组织中标记出来，从而确定肿瘤范围。人工分割的方法费时费力却具有主观性，为了解决人工分割的弊端，不少研究人员采用深度学习方法来构建脑肿瘤自动分割算法。脑肿瘤分割数据集示意图如图 5.16 所示。

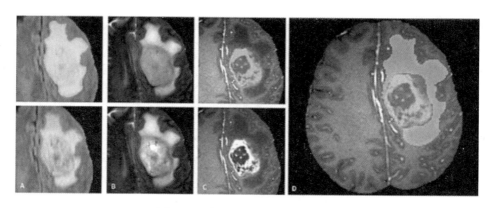

图 5.16　脑肿瘤分割数据集示意图

## 2. 乳腺肿瘤分割

乳腺癌的精准治疗和早期预后可以降低患者的死亡风险，从而提高乳腺癌的治疗成功率。临床实践中，乳腺癌的治疗往往需要配合病理检测和辅助治疗，而辅助治疗对某些人群是无效的，导致这类人群往往会因为辅助治疗耽误最佳治疗时间，从而增加治疗及预后的风险。而乳腺癌的诊断依赖于乳腺肿瘤分割的结果。目前肿瘤区域只能通过人工标记，工作量大，且依赖医生的临床经验，不能满足临床的实时性和准确性需求。因此，如果能使用图像分割技术对肿瘤进行自动分割，将增加辅助诊断的可行性，优化乳腺癌治疗流程。乳腺超声肿瘤分割网络结构图如图 5.17 所示。

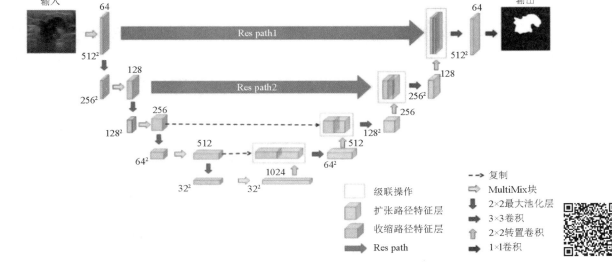

图 5.17 乳腺超声肿瘤分割网络结构图（扫码见彩图）

### 5.3.2 常用的医学影像分割方法

目前常用的医学影像分割方法主要有 4 种：卷积神经分类网络、全卷积网络、U-Net 和 GAN（Generative Adversarial Networks）。

用于医学影像分割的第一类网络结构是卷积神经分类网络，由于医学影像分割可以看作像素级分类问题，因此卷积神经分类网络在疾病诊断中表现良好，也可以用于医学影像分割。对于这些基于卷积神经分类网络的方法，原始医学影像被裁剪为补丁。这些补丁将用于训练基于卷积神经网络的分类网络，分类网络的分类结果合并为最终的分割结果。有研究学者将这种方法应用在脑肿瘤分割中，如图 5.18 所示。

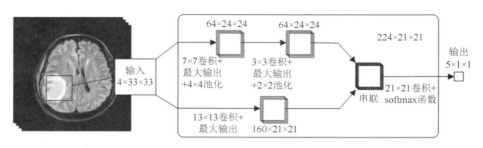

图 5.18 基于卷积神经分类网络的脑肿瘤分割网络结构图

用于医学影像分割的第二类网络结构是全卷积网络（FCN），它是经典卷积神经网络的扩展，是一种流行的基于像素的分段网络结构。FCN 涉及上采样层，以使输出图像的大小与输入图像的大小匹配。通过将来自深层的粗略抽象与来自浅层的精细细节相结合，已证明 FCN 在各种医学影像分割任务中表现良好。此外，一些 FCN 的变体，如级联 FCN、parallel FCN、focal FCN 和 multi-stream FCN，也广泛用于分割医学影像。FCN 网络结构图、parallel FCN 网络结构图、focal FCN 网络结构图分别如图 5.19、图 5.20、图 5.21 所示。

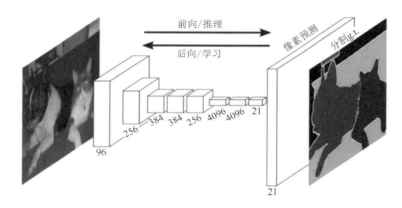

图 5.19 FCN 网络结构图

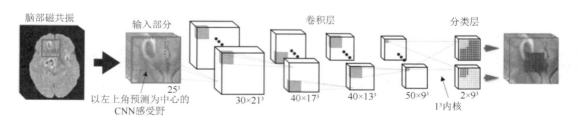

图 5.20 parallel FCN 网络结构图

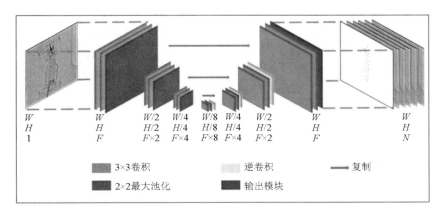

图 5.21　focal FCN 网络结构图（扫码见彩图）

用于医学影像分割的第三类网络结构是 U-Net 及其变体。U-Net 建立在 FCN 结构的基础上，主要由一系列卷积层和逆卷积层组成，并且各层之间具有较短的等分辨率连接。通过为相应的逆卷积层提供高分辨率功能，U-Net 及其变体（如 U-Net ++ 和 recurrent residual U-Net）广泛应用于许多医学影像分割任务。U-Net 网络结构图、U-Net++网络结构图、recurrent residual U-Net 网络结构图分别如图 5.22、图 5.23、图 5.24 所示。

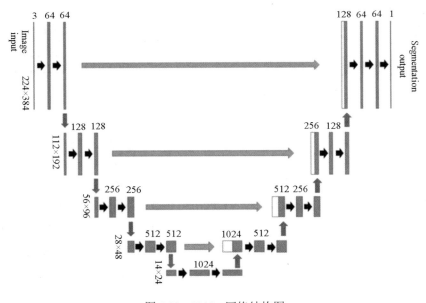

图 5.22　U-Net 网络结构图

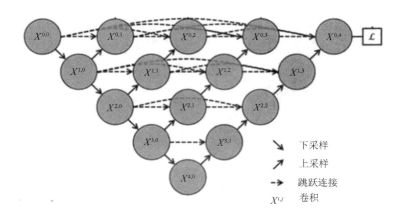

图 5.23 U-Net++网络结构图

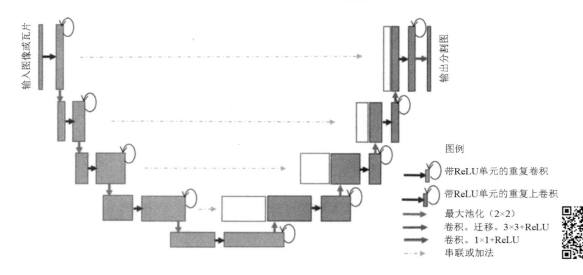

图 5.24 recurrent residual U-Net 网络结构图（扫码见彩图）

用于医学影像分割的第四类网络结构是基于 GAN 的模型。在这些方法中，生成器用于基于某些编码器/解码器结构（如 FCN 或 U-Net）来预测目标的掩码。鉴别器用作形状调节器，可帮助生成器获得令人满意的分割结果。GAN 在医学影像分割中的应用包括脑分割、心肌和血池分割、脾肿分割、皮肤分割、血管分割和异常分割、乳房肿块分割等。基于 GAN 模型的脑分割网络示意图、基于 GAN 模型的脾肿分割网络示意图、基于 GAN 模型的血管分割网络示意图分别如图 5.25、图 5.26、图 5.27 所示。

除了上述常用的 4 种方法，还有一些研究人员将领域知识融入深度学习模型中进行模型升级提升。

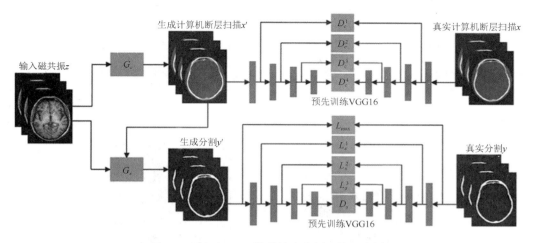

图 5.25　基于 GAN 模型的脑分割网络示意图

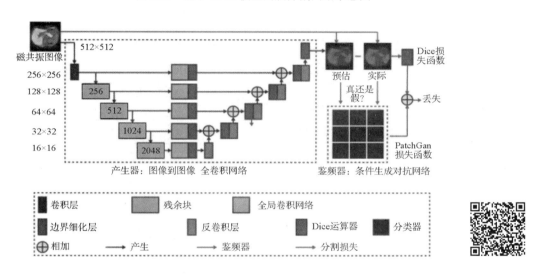

图 5.26　基于 GAN 模型的脾肿分割网络示意图（扫码见彩图）

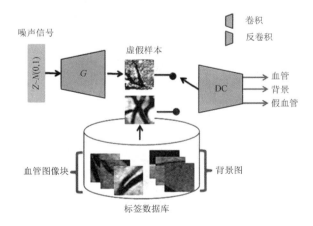

图 5.27　基于 GAN 模型的血管分割网络示意图

一些医学影像分割的研究工作会模仿医生的训练模式，这表现为任务越来越艰巨，研究者通常利用课程学习技术或其派生方法。例如，在多器官 CT 图像分割任务上，有研究人员将每个带注释的医学影像分成小块。在训练过程中，以较高的概率选择由网络产生较大错误的补丁。通过这种方式，网络将采样集中在难以分辨的区域，从而提高了性能。基于课程学习方法的 CT 图像分割网络结构图如图 5.28 所示。

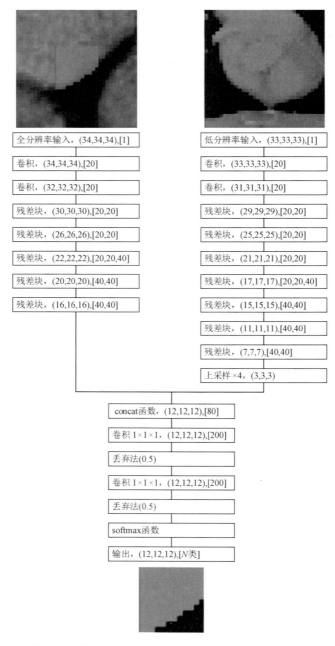

图 5.28　基于课程学习方法的 CT 图像分割网络结构图

在病变或器官分割任务中，医生采用的某些特定模式已合并到网络中。例如，在对 CT 图像进行目视检查期间，放射科医生经常更改窗口宽度和窗口中心，以帮助对不确定的结节做出决策。因此，有学者在设计网络时模仿了这种模式。特别是，将不同窗口宽度和窗口中心的图像块堆叠在一起，作为深度学习模型的输入，以获得丰富的信息。融合多窗口信息的结节分割网络结构图如图 5.29 所示。

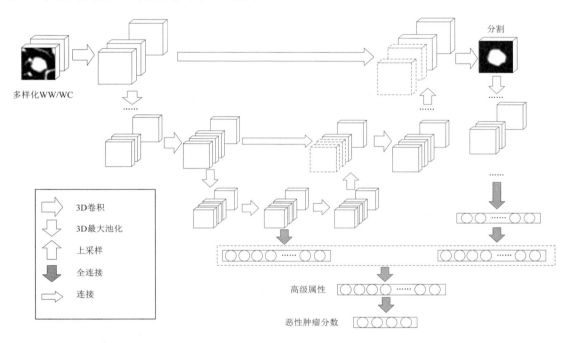

图 5.29　融合多窗口信息的结节分割网络结构图

### 5.3.3　常用的医学影像分割性能指标

医学影像分割算法的多个方面需要被测试来评估其有效性，包括执行时间、内存占用和精度等。由于系统所处背景及测试目的的不同，某些标准可能要比其他标准更加重要。例如，对于实时系统可以损失精度以提高运算速度，而对于一种特定的方法，尽量提高所有的度量性能是必需的。基于以上考虑，医学影像分割主要的性能指标有以下几种。

#### 1．执行时间

速度或执行时间是一个非常有价值的度量，因为大多数系统需要保证推理时间可以满足硬实时的需求。在某些情况下，知晓系统的训练时间是非常有用的，但是这通常不是非常明显的，除非其特别慢。从某种意义上说，提供方法的确切时间可能不是非常有意义的，因为执行时间非常依赖硬件设备及后台实现。

然而，出于重用和帮助后继研究人员的目的，提供系统运行的硬件的大致描述及执行时间是有用的。这可以帮助他人评估方法的有效性,以及在保证相同环境的情况下测试最快的执行方法。

### 2. 内存占用

内存是分割方法的另一个重要的因素。尽管相比执行时间,其限制较松,内存可以较为灵活地获得,但其仍然是一个约束因素。在某些情况下,如片上操作系统及机器人平台,其内存资源相比高性能服务器并不宽裕。即使是加速深度网络的高端图形处理单元(GPU),其内存资源也相对有限。以此来看,在运行时间相同的情况下,记录系统运行状态下内存占用的极值和均值是极其有价值的。

### 3. 精度

图像分割中通常使用许多标准来衡量算法的精度。这些标准通常是像素精度及 IoU 的变种,下面介绍常用的几种逐像素标记的精度标准。

像素精度(Pixel Accuracy,PA):是最简单的度量,是标记正确的像素占总像素的比例。

均像素精度(Mean Pixel Accuracy,MPA):是 PA 的一种简单提升,计算每个类内被正确分类像素数的比例,之后求所有类的平均。

均交并比(Mean Intersection over Union,MIoU):是语义分割的标准度量。其计算两个集合的交集和并集之比,在语义分割的问题中,这两个集合为真实值(Ground Truth)和预测值(Predicted Segmentation)。这个比例可以变形为正真数(Intersection)比真正、假负、假正(并集)之和。先在每个类上计算 IoU,然后平均。

频权交并比(Frequency Weighted Intersection over Union,FWIoU):是 MIoU 的一种提升,这种方法根据每个类出现的频率为其设置权重。

## 本章小结

本章总结了常见的医学影像任务及其对应方法。首先介绍了三类医学影像任务,包括疾病诊断(乳腺癌、青光眼、皮肤癌、新冠肺炎)、医学影像检测(肺结节、乳腺肿瘤)、医学影像分割(脑肿瘤、乳腺肿瘤)。然后根据不同的医学影像任务介绍目前主流的、常用的深度学习方法。最后给出对应任务的性能指标,验证所选方法的有效性。

## 习题 5

1. 卷积神经网络相比传统的机器学习技术的优势是_____。

2. 常用于疾病诊断的卷积神经网络有哪些？请列举出 4 种。
3. 利用在自然图像上进行预训练的网络只有将它们用作固定特征提取器这一种方法。
（　　）（判断题）
4. 在（　　）情况下使用外部数据集能取得较好成效。（多选）

A．外部数据集很大

B．外部数据集很小

C．所包含图像的分布接近目标图像

D．所包含图像的分布远离目标图像

5. （　　）不属于医学影像病灶检测方法。（单选）

A．YOLO　　　　　　　　　　B．Faster R-CNN

C．RetinaNet　　　　　　　　D．U-Net

6. P-R 曲线评判图像检测模型性能的标准是什么？
7. 下列属于单阶段检测器的方法有（　　）。（多选）

A．YOLO　　　　　　　　　　B．Faster R-CNN

C．ResNet　　　　　　　　　　D．RetinaNet

8. （　　）是常用的医学影像分割方法。（多选）

A．卷积神经分类网络　　　　　B．全卷积网络

C．U-Net　　　　　　　　　　D．GAN

9. 在医学影像分割任务上，有哪些将领域知识融入深度学习模型的方法？
10. 常用的分割任务性能指标有（　　）。（多选）

A．像素精度　　　　　　　　　B．均像素精度

C．均交并比　　　　　　　　　D．频权交并比

# 第3篇　案例篇

# 第 6 章
# 乳腺超声影像肿瘤良恶性诊断

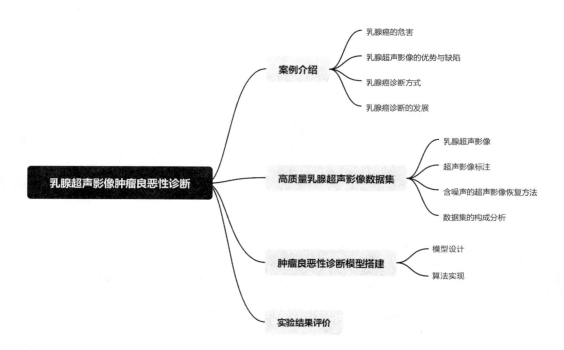

## 本章导读

乳腺癌是中国女性中最常见的癌症之一，位居女性恶性肿瘤发病之首。早期发现可以增加患者治疗的机会进而提高患者的生存率，因此乳腺癌的筛查及早期诊断十分必要。超声仪器凭借其特点，适用于对乳腺肿瘤进行大规模的检查，尤其对于亚洲女性致密的腺体。影像科医生进行人工判读容易受到实践经验、工作量较大等因素的影响，导致误诊。基于深度学习的辅助诊断算法能有效辅助医生进行诊断，提升诊断的效率及准确率。本章主要通过乳腺超声影像肿瘤良恶性诊断的病例，不仅让读者对前面所介绍的知识进行实践性的操作，巩固所学知识，而且有助于读者感受辅助诊断算法的便利性、高效性。

# 第 6 章 乳腺超声影像肿瘤良恶性诊断

> **本章要点**
> - 乳腺超声影像肿瘤良恶性诊断的研究意义。
> - 数据集构建。
> - 模型搭建。
> - 评价指标及实现方法。

## 6.1 案例介绍

### 6.1.1 乳腺癌的危害

据统计,我国乳腺癌发病率正以每年 3%～4%的增幅快速增长,高于世界平均水平。我国乳腺癌发病形势不容乐观,乳腺癌的发病人群更是不断呈现年轻化趋势,高峰年龄段为 45～55 岁,同时乳腺癌也是导致 45 岁以下女性死亡的最常见原因之一。而我国在 I 期阶段诊断出乳腺癌的概率不到 20%,一旦查出,多数已经转移或扩散。因此,对于乳腺癌的治疗,早期诊断特别重要。

### 6.1.2 乳腺超声影像的优势与缺陷

乳腺癌早期诊断能提高治愈率,延长患者生存时间,提高其生活质量。乳腺超声检查具有操作简便、无辐射、实时性、价格低廉的特点。超声影像可以多角度地观察乳腺肿块的形状,探查血流,有助于分辨乳腺肿块的良恶性。与乳腺查体、X 射线摄影、MRI 等技术相比,超声影像技术不具有放射性,对患者健康影响较小,可显示出乳腺组织的各个断面(见图 6.1)。此外,超声检查在致密型乳腺女性中有更高的病变检出率,而我国致密型乳腺女性较多,且乳腺癌发病年轻化,因此超声影像技术在国内适合大规模用于乳腺肿瘤检查。凭借上述的诸多优势,超声影像技术已成为早期检查乳腺肿瘤的重要工具,但超声影像技术仍存在不少缺陷。

(1) 由于超声图像的成像机理及成像设备之间的差异,超声图像中具有大量的斑点噪声,图像的对比度与分辨率较低。

(2) 人体器官和组织结构件具有声阻抗差异,同时超声波束会出现反射、折射和散射等现象,这可能会造成超声图像生成伪像,从而降低图像的质量。

(3) 乳腺肿瘤的浸润性导致肿瘤常常向周围的正常组织渗入,因此超声图像中肿瘤和周围的正常组织区域较为相似,各乳腺组织之间边界模糊,难以区分。

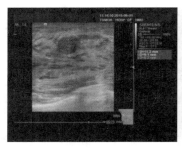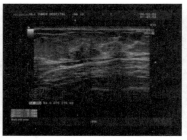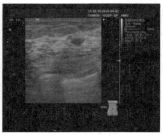

图 6.1 超声乳腺实例

### 6.1.3 乳腺癌诊断方式

在临床诊断时，医生主要根据个人的临床经验来判读超声图像。通常，不同的医生针对同一幅图像的理解会存在差异，且同一幅图像在不同时期的属性并不完全一致，因此医生得出的结论也会有所不同。另外，乳腺超声图像的判读工作量较大，完全依赖医生的人工处理容易出现由于疲劳引起误诊率进一步上升的现象。这将大大影响患者的有效治疗时间，给患者的生命财产造成严重的影响。

随着科学技术的发展，计算机辅助诊断（CAD）技术渐渐走进各大医院，CAD 技术实现过程如图 6.2 所示。首先读取超声图像并进行相关的预处理，如图像滤波、边缘检测等；然后进行图像分割用于寻找目标的感兴趣区域（ROI），这里图像分割的方法多种多样，较为常用的是深度学习中的 U-Net 分割等；接着进行特征提取，特征提取旨在从原始图像中提取 ROI 区域的属性，作为肿瘤良恶性判别的依据；最后进行图像识别分类，输出良恶性。CAD 技术可以为医生的诊断工作提供一定的参考和依据，在一定程度上减少了初级医生的工作量，提高了超声诊断的检测精度，降低了因为外界因素而错误诊断的概率。因此，利用 CAD 系统给影像科医生的诊断提供辅助及指导，成为一个现实且有重要意义的科学问题。

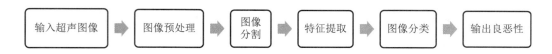

图 6.2 CAD 技术实现过程

然而，有效特征的提取是一项复杂的任务，一方面，传统的特征提取方法不仅依赖于某些先验知识，而且需要设计者对研究领域有很好的了解。另一方面，该种方法需要进行图像滤波处理、肿瘤区域分割等大量耗时耗力的预处理操作，无法实现对肿瘤进行自动检测与分类。此外，特征设计过程中也需要耗费大量的时间进行特征参数的调节，而且根据某一先验知识设计的特征具有明显的局限性，只适合某一类具体的图像分类任务。

针对人工判读和传统 CAD 系统存在的问题，我们可以使用人工智能中的深度学习方法进行乳腺超声肿瘤诊断。深度学习的方法可以从数据中自动学习特征，有效地避免了传统 CAD 系统手动提取特征的复杂性及局限性。基于人工智能的多功能乳腺癌诊断分析系统可以提高超声图像的特征提取能力，得到更具表征意义的特征图，从而获得更高的精度，提高乳腺癌分析的效率及准确率。此分析系统能给医生提供更准确的判断意见，有效防止医生因疏忽而出现误诊、漏诊等过失。

### 6.1.4 乳腺癌诊断的发展

针对乳腺超声肿瘤诊断及识别中的问题，国内外研究人员纷纷提出了不同方法。Huang YL 等人通过自动轮廓和形态分析来评估 CAD 在乳腺超声肿瘤图像鉴别中的潜在作用，这项研究评估了 118 个乳腺病变，通过提出的轮廓算法自动提取了数字化 US 图像中的可疑肿瘤轮廓，然后从提取的轮廓中计算出 20 种实用的形态特征，并用支持向量机（SVM）分类器将乳腺肿瘤确定为良性或恶性。实验结果表明，该方法的 AUC 达 $0.91\pm0.03$，该系统以相对较高的准确度将良性与恶性乳腺肿瘤区分开来，因此在临床上可用于减少必须进行乳腺穿刺活检的患者。

传统方法都基本包含乳腺超声肿瘤图像预处理、区域分割、特征提取和分类这 4 步。由于先前的过程会影响后续过程，因此这些方法都需要非常精确地处理每个步骤。按照是否强调分类和强调目标感兴趣区域提取将传统方法分成两类，其中强调分类的方法基本都需要人工手动或半自动获取感兴趣区域，更加侧重于开发区分良性、恶性肿瘤的有效特征和分类器的选择；而强调目标感兴趣区域提取的方法都侧重于开发更优的图像分割方法，用于定位超声肿瘤的感兴趣区域。这些传统的识别方法虽然在一定程度上实现了超声肿瘤识别，但都基本需要进行人工特征提取，往往识别精度较低、稳健性较差、通用性不强，故很难应用到实际的诊断中。

近几年，随着深度学习的兴起，部分研究人员又提出了基于深度学习的方法来进行肿瘤识别。鉴于深度学习中的神经网络可以对输入的高维的超声图像有着更强的特征提取能力，因此其越来越多被应用到医学领域。

目前，基于深度学习的乳腺肿瘤识别方法，基本都仅限于采用图像分割的方法定位感兴趣区域或将给定的感兴趣区域分类为良性或恶性，而并不能同时实现对感兴趣区域的定位和对肿瘤的分类，给医生的诊断带来了极大的不便。

采用图像分割的乳腺超声肿瘤识别的方法，虽然较为精确地定位超声肿瘤的边界且实现了良恶性识别，但这种图像语义分割的方法需要手动标注大量肿瘤分割的数据集，而制作分割数据集的过程非常烦琐，极大地增加了专业医生标注的负担，因此并不适合大规模应用。2019 年 5 月，研究人员提出采用基于深度学习中的目标检测算法来同时实现乳腺超声肿瘤的定位和分类，其采用 Faster R-CNN 算法并借助合作医院所提供的数据集对模型进行训练和测试。

## 6.2 高质量乳腺超声影像数据集

数据集的建立方法如图 6.3 所示，首先进行乳腺超声影像的下载，然后进行图像和图像的预处理，最后对数据集进行可视化存储和管理。

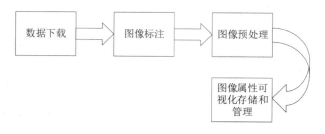

图 6.3　数据集的建立方法

### 6.2.1 乳腺超声影像

乳腺超声影像收集的方式有两种：一种是下载网上开源的乳腺超声影像数据集；另一种是从合作医院中的数据库下载。下面将分别进行介绍。

#### 1．开源的乳腺超声影像数据集

BUSI 数据集包含 780 幅有标注的乳腺肿瘤图像（其中包含良性、恶性及普通 3 个种类），图像的平均大小为 500×500。

BUI 数据集包含 250 幅乳腺超声图像，100 幅良性图像及 150 幅恶性图像。图像的平均大小为 125×90。

大家可以从网上下载相应的数据集进行后续模型的构建。

#### 2．医院数据库数据

此处提供一个数据库影像数据自动下载的流程,完成数据集的下载主要有以下 3 个步骤。
（1）首先通过 SQL 语言对数据库中的数据进行关键字查询，得出对应的地址信息。
（2）然后设计相关的下载软件，进行数据的寻址下载操作。
（3）最后结合以上两步进行数据下载工作。
整体数据下载流程如图 6.4 所示。

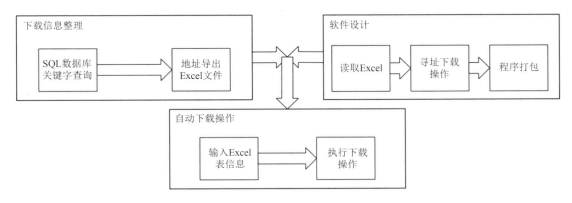

图 6.4 整体数据下载流程

根据以上步骤,我们设计了数据库下载软件,其主要分成两个部分:数据的筛选整理和数据的下载。主要实现的功能是在数据库中进行数据关键字的查询筛选,从而能够得出数据的远程目录地址,再根据远程目录地址进行数据的自动下载。

图 6.5 所示为下载软件使用界面,按照提示要求,分别输入需要读入的含有路径的 Excel 表地址和保存下载数据的文件夹地址,之后进行自动的数据下载。

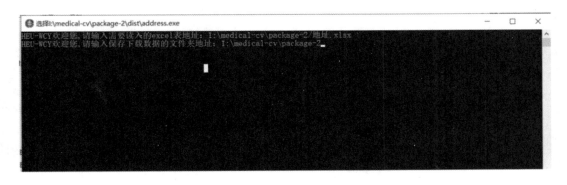

图 6.5 下载软件使用界面

## 6.2.2 超声影像标注

首先根据病历中的诊断信息和超声描述信息进行病灶位置的定位,然后根据病理信息中的结果进行病灶信息的定性。具体的图像标注流程如图 6.6 所示。这里我们采用了开源标注软件 labelImg 进行标注。

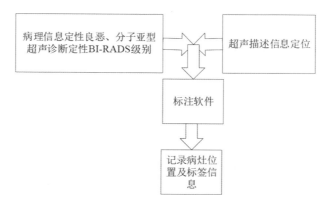

图 6.6　具体的图像标注流程

### 6.2.3　含噪声的超声影像恢复方法

在构建医学影像数据集时，一般都采用回顾性研究，所采用的数据一般都是具有图像标记标志的"十字"和"虚线"，如图 6.7 所示。人工标记会遮挡图像中的纹理部分，影响分析区域图像的完整性。因此，需要清除图像中的人工标记，将图像中被遮挡的部分进行修复。

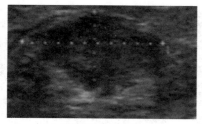
（a）虚线标记的原图像

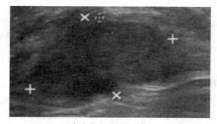
（b）十字标记的原图像

图 6.7　具有人工标记的乳腺超声图像

常见的标记有白色、绿色、黄色、蓝色。HSV 格式的图像对于彩色图像的描述更为细腻，所以绿色、黄色、蓝色标记图像采用 HSV 阈值，白色标记图像采用灰度阈值。

综上所述，第一步就是计算出图像中的标记区域，即

$$g(i,j) = \begin{cases} 1, & f(i,j) \geq T \\ 0, & f(i,j) < T \end{cases} \tag{6-1}$$

$$L = l(g) \tag{6-2}$$

式中，$f$ 表示输入的图像；$T$ 表示阈值；$g$ 表示阈值后的掩膜图像；$l(*)$ 表示图像滤波和形态学处理过程；$L$ 表示输出的掩膜图像。

通过高斯滤波进行掩膜图像的去噪，之后通过腐蚀、膨胀等形态学操作进行标记区域的处理，得到最终的标记掩膜图像。标记的掩膜图像如图 6.8 所示。

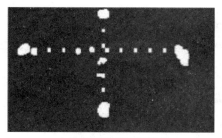
(a) 虚线标记的掩膜图像

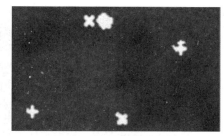
(b) 十字标记的掩膜图像

图 6.8 标记的掩膜图像

在此采用 Telea 等人提出的图像修补算法,通过将修复区域从边缘往内部推进,逐点完成图像的修复。去除感兴趣区域的干扰标记,用周围区域近似的纹理来恢复缝隙。最终的乳腺超声标记修复图像如图 6.9 所示。

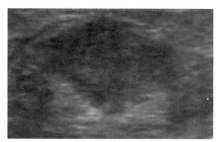
(a) 虚线标记的修复图像

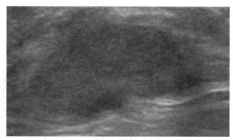
(b) 十字标记的修复图像

图 6.9 最终的乳腺超声标记修复图像

图 6.10 所示为根据以上算法设计的乳腺影像修复软件使用界面,根据设计的软件,可以对乳腺超声影像进行修复。具体步骤如下:首先在阈值控制窗口提供几个按钮,可以实现对影像最简单的阈值分割;然后根据阈值按钮执行的结果,对剩余修复得不是很好的影像进行手动修复。

图 6.11 所示为影像修复案例,首先进行影像的阈值分割修复,然后在手动绘画窗口上有一个蓝色的区域是人工进行影像修复后的精修。经过这种半自动的影像修复方法,可以解决影像中存在的标记问题,尽可能地复原原始影像,为构建高质量乳腺超声影像数据集奠定基础。

图 6.12 所示为算法和软件对乳腺超声影像修复的整个流程。首先进行图像有效区域的标注和裁剪,选择超声影像的肿瘤区域和超声影像的有效区域,这一操作由经验丰富的超声影像科医师完成,肿瘤区域在尽可能包含肿瘤的全部信息情况下选择最小感兴趣区域。有效区域是整个超声影像的有效区域。

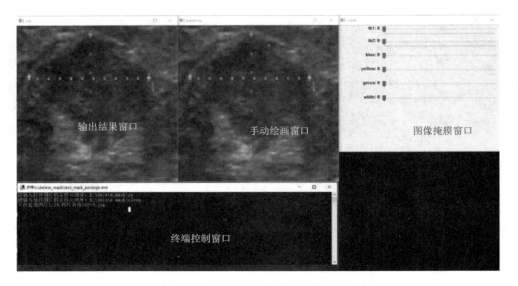

图 6.10　乳腺影像修复软件使用界面

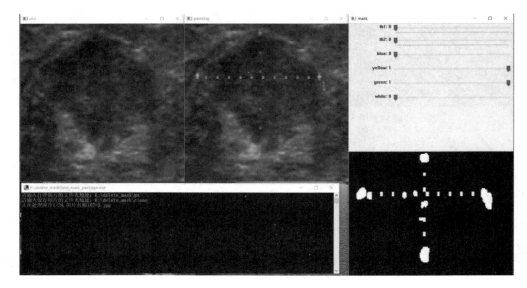

图 6.11　影像修复案例

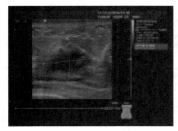 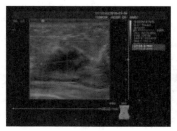 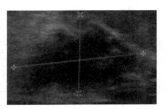

　　（a）原图　　　　　　　　　　（b）坐标标记　　　　　　　　（c）选取感兴趣区域

图 6.12　算法和软件对乳腺超声影像修复的整个流程

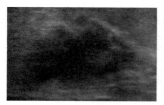 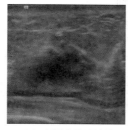 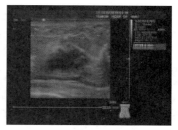

　　(d) 修复感兴趣区域　　　　　　(e) 复原有效区域图　　　　　　(f) 复原原图

图 6.12　算法和软件对乳腺超声影像修复的整个流程（续）

经过标记后的影像进行肿瘤的感兴趣区域选取，之后进行影像的修复，修复完成感兴趣区域图像后重新嵌入有效区域图和原图中，完成图像的复原功能。

### 6.2.4　数据集的构成分析

在完成以上数据下载、图像标注、影像修复后，需要建立统一的属性管理表，将这些图像及属性信息进行可视化存储管理，至此完成标准数据集的建立。存储结果如图 6.13 所示。

| | 图名 | 患者号 | 病症 (cance | BIRADS | 分子分型 (her2、 | 病症坐标 (xmin, ym | 有效坐标 (xmin, y |
|---|---|---|---|---|---|---|---|
| 1 | | | | | | | |
| 2 | 3-3 | | cancer | 4c | | (275, 164, 441, 268) | (132, 99, 632, 427) |
| 3 | 4-1 | | cancer | 4c | luminalB_her2阴 | (221, 121, 402, 274) | (110, 63, 482, 444) |
| 4 | 5-1 | | cancer | 5 | her2 | (260, 119, 612, 422) | (254, 108, 623, 479) |
| 5 | 6-1 | | fibroadenom | 3 | | (119, 84, 477, 237) | (110, 65, 483, 446) |
| 6 | 6-2 | | fibroadenom | 3 | | (116, 81, 479, 231) | (111, 67, 481, 443) |
| 7 | 6-3 | | fibroadenom | 3 | | (116, 82, 424, 218) | (109, 60, 478, 445) |
| 8 | 6-5 | | fibroadenom | 3 | | (224, 125, 383, 224) | (114, 62, 481, 443) |
| 9 | 6-6 | | fibroadenom | 3 | | (204, 124, 359, 212) | (113, 64, 479, 446) |

图 6.13　存储结果

## 6.3　肿瘤良恶性诊断模型搭建

基于卷积神经网络的深度学习技术需要的数据量大，对于目前小数据来说，训练一个稳定的深度学习分类网络比较难，目前，较好的解决办法是使用迁移学习的方法。

结合前面章节对乳腺超声影像数据集的建立和深度学习模型基本结构的介绍，本章将使用迁移学习的方法进行乳腺肿瘤的识别。

### 6.3.1　模型设计

这里采用 VGG16、ResNet50、InceptionV3、Xception 深度学习网络作为迁移学习的基础网络。这些网络都是最近几年表现较为优异的模型，网络结构组成都是卷积层和全连接层两部分。其中卷积层可以提取图像的有效特征，全连接层可以对特征进行分类。对于特定的分类任务，可以通过固定卷积层结构，更改全连接层的结构，完成任务网络的基本构建。

图 6.14 是基于迁移学习的乳腺癌诊断网络结构图。其中，C1 是用于 ImageNet 数据集分类的深度学习网络，输出有 1000 类。C2 是乳腺癌诊断分类网络，输出有良性肿瘤和恶性肿瘤 2 个类别。肿瘤的分类实验主要有 2 组对照实验，NT 代表非迁移学习模型，即不采用迁移学习的方法；TI 代表迁移在 ImageNet 数据集进行预训练过的模型。通过这 2 组实验研究迁移学习对乳腺癌诊断的影响。C3 是乳腺癌分子亚型的预测网络，输出类别数为 3，我们进行了 3 组对照实验，NT 和 TI 的含义和 C2 组模型中的 NT 和 TI 的含义相同。TU 代表对 C2-TI 模型的参数迁移模型，即先在 ImageNet 数据集上进行训练，然后在超声影像数据集上进行预训练的模型。通过这 3 组实验研究多重迁移学习对分子亚型的预测有效性。

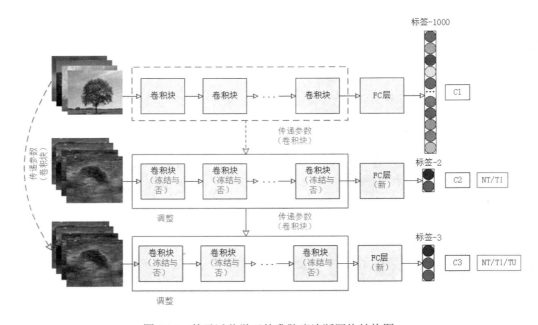

图 6.14 基于迁移学习的乳腺癌诊断网络结构图

表 6.1 是深度学习模型训练参数表。NT 代表非迁移学习模型，只需要单阶段的训练。TI/TU 代表进行迁移学习的模型，需要迁移和微调两个阶段的训练。具体来说，在迁移阶段，首先进行卷积层的固定，然后进行全连接层的训练，待训练稳定后，解冻卷积层，进行全部网络层的微调训练。这里选择全部的卷积层进行训练，以达到最好的训练效果。

表 6.1 深度学习模型训练参数表

| 模型-训练阶段 | | 优化器 | 学习率 | 批量尺寸 | 更新次数 |
| --- | --- | --- | --- | --- | --- |
| 模型 | 训练阶段 | | | | |
| NT | | SGD | 0.01 | 16 | 100 |
| TI/TU | 迁移 | SGD | 0.005 | 64 | 20 |
| | 微调 | Adam | 0.000 25 | 16 | 50 |

考虑到数据的数量比起深度学习模型训练所需的数量少得多，本实验采用了数据增强功能来增强数据的多样泛化性。本实验使用了 PyTorch 模型中自带的数据增强功能，在训练时借助中央处理器（Central Processing Unit，CPU）进行数据的实时增强。由于超声图像数据的特殊性，本实验采用了 4 种随机操作来增强数据：垂直旋转、水平旋转、中心旋转和尺度缩小，这些数据增强技术符合超声影像在实际成像中的应用。

## 6.3.2 算法实现

- 1．数据集的读取（dataset 函数）

在此将完成算法实现的第一步工作，读入对应图片并打上对应的标签，从而构建数据集。

```
1.  import os
2.  import random
3.  from PIL import Image
4.  from torch.utils.data import Dataset
5.
6.  random.seed(1)
7.  BU_label = {"benign":0, "malignant":1}
8.
9.  class BUDataset(Dataset):
10.     def __init__(self, data_dir, transform=None):
11.         """
12.         乳腺超声肿瘤诊断任务的数据集
13.         :param data_dir: str, 数据集所在路径
14.         :param transform: torch.transform, 数据预处理
15.         """
16.
17.         #data_info 存储所有图片路径和标签，在 DataLoader 中通过 index 读取样本
18.         self.data_info = self.get_img_info(data_dir)
19.         self.transform = transform
20.
21.     def __getitem__(self, index):
22.         # 通过 index 读取样本
23.         path_img, label = self.data_info[index]
24.         # 这里需要使用 convert('RGB)
```

```python
25.            img = Image.open(path_img).convert('RGB')
26.            if self.transform is not None:
27.                # 在此进行数据转换，如转换为张量（tensor）等
28.                img = self.transform(img)
29.            # 返回样本和标签
30.            return img, label
31.
32.        # 返回所有样本的数量
33.        def __len__(self):
34.            return len(self.data_info)
35.
36.        @staticmethod
37.        def get_img_info(data_dir):
38.            data_info = list()
39.            # data_dir 是训练集、验证集或者测试集的路径
40.            for root, dirs, _ in os.walk(data_dir):
41.                # 遍历类别
42.                # dirs["benign", "malignant"]
43.                for sub_dir in dirs:
44.                    # 文件列表
45.                    img_names = os.listdir(os.path.join(root, sub_dir))
46.                    # 取出以 jpg 结尾的文件
47.                    img_names = list(filter(lambda x: x.endswith('.jpg'), img_names))
48.                    # 遍历图片
49.                    for i in range(len(img_names)):
50.                        img_name = img_names[i]
51.                        # 图片的绝对路径
52.                        path_img = os.path.join(root, sub_dir, img_name)
53.                        # 标签，这里需要映射为 0、1 两个类别
54.                        label = BU_label[sub_dir]
55.                        # 保存在 data_info 变量中
56.                        data_info.append((path_img, int(label)))
57.        return data_info
```

**2. 分类算法的实现（VGG 函数，以 VGG16、VGG19 为例）**

在建立数据集后，接下来将编写 VGG，实现我们的分类算法。

```python
1.  import torch
2.  import torch.nn as nn
3.
4.  class VGG(nn.Module):
5.
6.      def __init__(self, features, num_classes=1000, init_weights=True):
7.          super(VGG, self).__init__()
8.          # 卷积层所提取的特征
```

```
9.         self.features = features
10.        # 平均池化
11.        self.avgpool = nn.AdaptiveAvgPool2d((7, 7))
12.        # 最后的分类器实现
13.        self.classifier = nn.Sequential(
14.            # 全连接层
15.            nn.Linear(512 * 7 * 7, 4096),
16.            # ReLU 函数
17.            nn.ReLU(True),
18.            # Dropout 策略
19.            nn.Dropout(),
20.            nn.Linear(4096, 4096),
21.            nn.ReLU(True),
22.            nn.Dropout(),
23.            nn.Linear(4096, num_classes),
24.        )
25.        if init_weights:
26.            # 对模型权重进行初始化
27.            self._initialize_weights()
28.
29.    # 进行正向传播
30.    def forward(self, x):
31.        # 通过多个卷积层获取特征
32.        x = self.features(x)
33.        # 对特征进行平均池化
34.        x = self.avgpool(x)
35.        # 对特征进行扁平化处理
36.        x = torch.flatten(x, 1)
37.        # 将特征向量输入分类器，获取最终结果
38.        x = self.classifier(x)
39.        return x
40.
41.    # 初始化权重的函数
42.    def _initialize_weights(self):
43.        for m in self.modules():
44.            if isinstance(m, nn.Conv2d):
45.                nn.init.kaiming_normal_(m.weight, mode='fan_out', nonlinearity='relu')
46.                if m.bias is not None:
47.                    nn.init.constant_(m.bias, 0)
48.            elif isinstance(m, nn.BatchNorm2d):
49.                nn.init.constant_(m.weight, 1)
50.                nn.init.constant_(m.bias, 0)
51.            elif isinstance(m, nn.Linear):
52.                nn.init.normal_(m.weight, 0, 0.01)
```

```
53.                nn.init.constant_(m.bias, 0)
54.
55.
56. def make_layers(cfg, batch_norm=False):
57.     layers = []
58.     in_channels = 3
59.     for v in cfg:
60.         if v == 'M':
61.             layers += [nn.MaxPool2d(kernel_size=2, stride=2)]
62.         else:
63.             conv2d = nn.Conv2d(in_channels, v, kernel_size=3, padding=1)
64.             if batch_norm:
65.                 layers += [conv2d, nn.BatchNorm2d(v), nn.ReLU(inplace=True)]
66.             else:
67.                 layers += [conv2d, nn.ReLU(inplace=True)]
68.             in_channels = v
69.     return nn.Sequential(*layers)
70.
71.
72. cfgs = {
73.     'A': [64, 'M', 128, 'M', 256, 256, 'M', 512, 512, 'M', 512, 512, 'M'],
74.     'B': [64, 64, 'M', 128, 128, 'M', 256, 256, 'M', 512, 512, 'M', 512, 512, 'M'],
75.     'D': [64, 64, 'M', 128, 128, 'M', 256, 256, 256, 'M', 512, 512, 512, 'M', 512, 512, 512, 'M'],
76.     'E': [64, 64, 'M', 128, 128, 'M', 256, 256, 256, 256, 'M', 512, 512, 512, 512, 'M', 512, 512, 512, 512, 'M'],
77. }
78.
79.
80. def _vgg(cfg, batch_norm,**kwargs):
81.     model = VGG(make_layers(cfgs[cfg], batch_norm=batch_norm), **kwargs)
82.     return model
83.
84. # 使用VGG16方法并不采用批归一化
85. def vgg16(**kwargs):
86.     return _vgg('D', False, **kwargs)
87.
88. # 使用VGG16方法并采用批归一化
89. def vgg16_bn(**kwargs):
90.     return _vgg('D', True,**kwargs)
91.
92. # 使用VGG19方法并不采用批归一化
93. def vgg19(**kwargs):
94.     return _vgg('E', False, **kwargs)
```

```
95.
96.  # 使用 VGG19 方法并采用批归一化
97.  def vgg19_bn(**kwargs):
98.      return _vgg('E', True,**kwargs)
```

### 3. 整体算法的实现（main 函数）

前面已经完成数据集的建立及分类算法的构建，接下来将完成整体算法的搭建，开始模型的训练。

整体可分为 5 个部分，数据预处理、搭建模型、设计损失函数、设计优化器及模型训练。

```
1.  import numpy as np
2.  import random
3.  import os
4.
5.  import torch
6.  import torch.nn as nn
7.  import torch.optim as optim
8.  from torchvision import transforms
9.  from torch.utils.data import DataLoader
10. from matplotlib import pyplot as plt
11.
12. # 步骤 1 所构建的数据集
13. from dataset import BUdataset
14. # 步骤 2 所构建的 VGG 模型
15. from vgg import VGG16
16.
17. def set_seed(seed=1):
18.     random.seed(seed)
19.     np.random.seed(seed)
20.     torch.manual_seed(seed)
21.     torch.cuda.manual_seed(seed)
22.
23. # 设置随机数种子
24. set_seed()
25. BU_label = {"benign":0, "malignant":1}
26.
27. # 参数设置
28. data_split_dir = r"D:\code\Breast_ultrasound\dataset"  # 数据集所存放的路径
29. BATCH_SIZE = 32 # 批次大小
30. classes = 2 # 类别数
31. LR = 0.01 # 学习率
32. MAX_EPOCH = 20 # 最大学习轮数
33. log_interval = 2 # 训练集验证频率数
34. val_intercal = 1 # 验证集验证频率数
```

```
35.
36. # ===============================1.数据===============================
37. # 设置路径参数
38. train_path = os.path.join(data_split_dir, 'train')
39. valid_path = os.path.join(data_split_dir, 'valid')
40.
41. # 数据集归一化的平均与方差
42. norm_mean = [0.485, 0.456, 0.406]
43. norm_std = [0.229, 0.224, 0.225]
44.
45. # 设置训练集的数据增强和转化
46. train_transform = transforms.Compose([
47.     transforms.Resize((32,32)),
48.     transforms.RandomHorizontalFlip(),
49.     transforms.ToTensor(),
50.     transforms.Normalize(norm_mean, norm_std)
51. ])
52.
53. # 设置验证集的数据增强
54. valid_transform = transforms.Compose([
55.     transforms.Resize((32, 32)),
56.     transforms.ToTensor(),
57.     transforms.Normalize(norm_mean, norm_std)
58. ])
59.
60. # 构建乳腺超声数据集实例
61. train_data = BUdataset(train_path, train_transform)
62. valid_data = BUdataset(valid_path, valid_transform)
63.
64. # 构建DataLoader
65. train_loader = DataLoader(dataset=train_data, batch_size=BATCH_SIZE,
66.                           shuffle=True)
67. valid_loader = DataLoader(dataset=valid_data, batch_size=BATCH_SIZE)
68.
69. # ===============================2.模型===============================
70. net = VGG16(classes)
71. net.initialize_weights()
72.
73. # ===============================3.损失函数===============================
74. criterion = nn.CrossEntropyLoss()
75.
76. # ===============================4.优化器===============================
77. optimizer = optim.SGD(net.parameters(), lr=LR, momentum=0.9)
78. scheduler = optim.lr_scheduler.StepLR(optimizer, step_size=10, gamma=0.1)
79.
```

```python
80.  # ==============================5.训练==============================
81.  train_curve = list()
82.  valid_curve = list()
83.  iter_count = 0
84.
85.  for epoch in range(MAX_EPOCH):
86.
87.      loss_mean = 0.
88.      correct = 0.
89.      total = 0.
90.
91.      net.train()
92.      for i, data in enumerate(train_loader):
93.          iter_count += 1
94.          # 正向传播
95.          inputs, labels = data
96.          outputs = net(inputs)
97.
98.          # 反向传播
99.          optimizer.zero_grad()
100.         loss = criterion(outputs, labels)
101.         loss.backward()
102.
103.         # 更新权重
104.         optimizer.step()
105.
106.         # 统计训练的分类情况
107.         _, predicted = torch.max(outputs.data, 1)
108.         total += labels.size(0)
109.         correct += (predicted == labels).squeeze().sum().numpy()
110.
111.         # 打印训练信息
112.         loss_mean += loss.item()
113.         train_curve.append(loss.item())
114.         if (i+1) % log_interval == 0:
115.             loss_mean = loss_mean / log_interval
116.             print("Training:Epoch[{:0>3}/{:0>3}] "
117.                   "Iteration[{:0>3}/{:0>3}]"
118.                   "Loss:{:.4f} Acc:{:.2%}".format(epoch, MAX_EPOCH, i+1, len(train_loader), loss_mean,correct/total))
119.             loss_mean = 0.
120.
121.     # 更新学习率
122.     scheduler.step()
123.
```

```
124.        # 计算验证集的准确率及 Loss
125.        if (epoch+1) % val_intercal == 0:
126.
127.            correct_val = 0.
128.            total_val = 0.
129.            loss_val = 0.
130.            net.eval()    # 停止反向传播
131.            with torch.no_grad():
132.                for j, data in enumerate(valid_loader):
133.                    inputs, labels = data
134.                    outputs = net(inputs)
135.                    loss = criterion(outputs, labels)
136.
137.                    _, predicted = torch.max(outputs.data, 1)
138.                    total_val += labels.size(0)
139.                    correct_val += (predicted == labels).squeeze().sum().numpy()
140.
141.                    loss_val += loss.item()
142.
143.                valid_curve.append(loss_val/valid_loader.__len__())
144.                print("Valid:Epoch[{:0>3}/{:0>3}] "
145.                      "Iteration[{:0>3}/{:0>3}]"
146.                      "Loss:{:.4f} Acc:{:.2%}".format(epoch, MAX_EPOCH, j + 1, len(valid_loader), loss_val, correct_val / total_val))
```

## 6.4 实验结果评价

（1）模型在经过训练后，通过准确率（Acc）、查准率（$P$）、查全率（$R$）及 $F_1$ 分数指标进行模型的性能测试，各自的计算公式见 4.3 节。

```
1.  TP, TN, FP, FN = 0, 0, 0, 0
2.  # 防止分母为零导致计算错误
3.  esp = 1e-6
4.
5.  for i, data in enumerate(dataset):
6.
7.      inputs, labels = data
8.      outputs = net(inputs)
9.      _, predicted = torch.max(outputs.data, 1)
10.
11.     if predicted == 0 and labels == 0:
12.         TP += 1
13.     if predicted == 1 and labels == 1:
14.         TN += 1
```

```
15.     if predicted == 0 and labels == 1:
16.         FP += 1
17.     if predicted == 1 and labels == 0:
18.         FN += 1
19.
20. # 准确率
21. acc = (TP + TN) / (TP + TN + FP + FN + esp)
22.
23. # 查准率
24. P = TP / (TP + FP + esp)
25.
26. # 查全率
27. R = TP / (TP + FN + esp)
28.
29. # F1 分数
30. F1 = 2 * P * R / (P + R + esp)
31.
32. # 打印测试结果
33. print("结果汇总\n")
34. print(f"准确率为：{acc}\n")
35. print(f"查准率为：{P}\n")
36. print(f"查全率为：{R}\n")
37. print(f"F1 分数为：{F1}\n")
```

（2）ROC 曲线及 AUC 指标的实现。

```
1.  from sklearn.metrics import roc_curve, auc
2.  import matplotlib.pyplot as plt
3.
4.  fpr, tpr, thersholds = roc_curve(labels, predicted, pos_label=2)
5.
6.  for i, value in enumerate(thersholds):
7.      print("%f %f %f" % (fpr[i], tpr[i], value))
8.
9.  roc_auc = auc(fpr, tpr)
10.
11. plt.plot(fpr, tpr, 'k--', label='ROC(area = {0:2f})'.format(roc_auc), lw=2)
12.
13. plt.xlim([-0.05, 1.05])
14. plt.ylim([-0.05, 1.05])
15. plt.xlabel('False Positive Rate')
16. plt.ylabel('True Positive Rate')
17. plt.title('ROC Curve')
18. plt.legend(loc="lower right")
19. plt.show()
```

## 本章小结

本章综合前面所学的基础知识，构建了乳腺超声影像肿瘤良恶性诊断的辅助诊断算法，对实现的案例进行了简要的介绍，其中包括乳腺癌的危害、乳腺超声影像的优势与缺陷、乳腺癌的诊断方式、乳腺癌诊断的发展；介绍了数据集构建过程，其中包括前期数据的收集、影像标注的方法、噪声影像的处理方法及数据集的构成分析，帮助读者更顺利地完成数据集的构建；给出了肿瘤良恶性诊断模型搭建的全代码，方便读者完成算法的构建，并在此基础上给出了测试模型的性能指标代码，帮助读者测试设计出的模型好坏，体验算法设计的完整流程（设计—训练—测试）。

## 习题 6

1. 在我国，使用超声影像在乳腺癌诊断上的优势有哪些？
2. 目前超声影像技术存在的缺陷有哪些？
3. 尝试实现除本章 VGG 算法外的其他分类算法，如 AlexNet、ResNet。
4. 尝试复现本章中案例的实现。

# 第 7 章

# 超声影像乳腺肿瘤检测

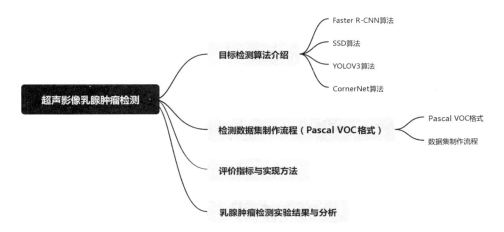

### 本章导读

在第 6 章中,我们了解到乳腺肿瘤的危害,并设计与实现了基于深度学习的乳腺肿瘤诊断算法。对于影像科医生而言,不仅需要诊断出肿瘤的良恶性,还需要对肿瘤的区域进行精确定位,得到肿瘤的相关特征信息。第 6 章的诊断算法仅能提供良恶性的辅助答案,缺少了肿瘤目标区域的定位。本章采用基于深度学习的目标检测算法同时完成肿瘤的分类及定位任务,进一步解决超声影像乳腺肿瘤检测问题,从而使读者进一步理解深度学习等技术在超声影像疾病诊断方面的应用。

### 本章要点

- 目标检测算法。
- 数据集构建。
- 评价指标与实现方法。

## 7.1 目标检测算法介绍

现阶段基于深度学习的目标检测算法可分成三类,第一类是两阶段目标检测算法,以 Faster R-CNN 算法为代表;第二类是一阶段目标检测算法,以 SSD 算法和 YOLOV3 算法为代表;第三类是基于关键点检测的目标检测算法,以 CornerNet 算法为代表。下面对上述目标检测算法进行介绍。

### 7.1.1 Faster R-CNN 算法

Faster R-CNN 算法是一种经典的二阶段目标检测算法。所谓的二阶段目标检测算法,就是首先需要产生一个候选框,然后对候选框进行预测,类似算法有 R-CNN、SPPNet 及 Fast R-CNN 等目标检测算法。但是它们对候选框的提取都是通过选择搜索的策略得到的,而且这一过程耗费时间较多,占据了整个图像识别的 80% 以上,很大影响了目标检测系统的实时性。Faster R-CNN 算法针对这一问题,提出 RPN 网络,采用 RPN 网络得到候选区域,Faster R-CNN 算法基本结构如图 7.1 所示。

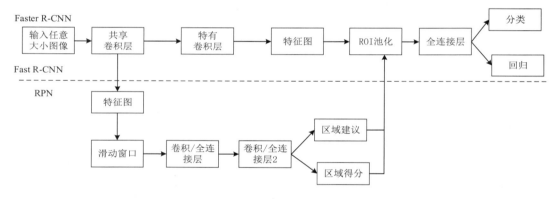

图 7.1　Faster R-CNN 算法基本结构

显然,Faster R-CNN 算法首先对输入的图像采用共享卷积进行特征提取,实现降维操作。共享卷积一般采用 VGG16,其含有 13 个卷积层、4 个池化层及 13 个 ReLU 层。共享卷积中的卷积层采用 3×3 的卷积核,填充为 1,这就导致原图 $M×N$ 的图像变成 $(M+2)×(N+2)$,在经过卷积层操作后,输出图像大小不变,仍为 $M×N$,如图 7.2 所示。而池化区域为 2×2,步长为 2,因此经过 4 个池化层后,图像尺寸变成 $(M/16)×(N/16)$。

待通过共享卷积特征提取得到特征图后,特征图将分成两路。其中一路继续进行卷积和池化操作,以提取维度更高的特征;另一路则进入 PRN 网络,其首先进行滑动窗口操作,然后经过两个卷积/全连接层,得到可能的区域和相应的置信度,接着进行非极大值抑制算法,输出前 $N$ 个建议区域给 ROI Pooling,ROI Pooling 用于将原始图像上的候选区域映射到特征图上，再将特征图上的推荐区域进行归一化处理，最后经过多个全连接网络完成检测过程。

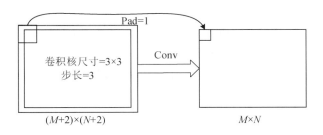

图 7.2　共享卷积的卷积操作

整个算法最核心的部分是 RPN 网络，如图 7.3 所示。RPN 网络首先采用一个 3×3 的卷积核进行滑动窗口操作，这个滑动窗口主要用于对特征图中部分区域进行变换。经过滑动窗口遍历之后，所经过的区域都被变换到了原始图像中。然后以卷积中心位置为锚点，产生 9 个大小的 anchor，分别是 3 种面积和 3 种长宽比例的组合，其中 3 种面积是 512×512、256×256 及 128×128，3 种长宽比例分别是 2∶1、1∶1 及 1∶2。这些 anchor 并不是真实存在的，而是人为想象的。借助这些提前计算好的 anchor，使用 Faster R-CNN 算法便可对物体进行位置的回归和分类。当然，变换到输入图像中的候选框存在较多的重叠，这里采用非极大值抑制算法去除冗余的候选框。

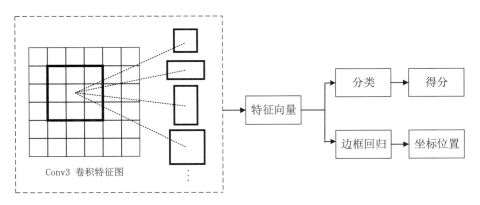

图 7.3　RPN 网络结构示意图

鉴于 Faster R-CNN 算法不同于其他端到端的目标检测算法，因此其训练和测试方法也有所不同（以 ZFNet 网络为例）。

**1．模型训练**

（1）读取乳腺超声肿瘤数据作为输入图像。
（2）首先利用预训练模型对 RPN 网络进行初始化，然后训练 RPN 网络，最后采用训练好的 PRN 网络产生候选区域。

（3）利用预训练模型 Fast R-CNN 进行初始化，之后采用步骤（2）中得到的候选区域训练 Fast R-CNN 网络。

（4）利用步骤（3）中已经训练好的前 5 层网络，再次训练 RPN 网络并确定最终的 RPN 网络。

（5）利用步骤（4）中的候选区域训练 Fast R-CNN 网络。

2．模型测试

（1）利用上述最终训练好的 RPN 网络生成一系列候选框。

（2）采用上述训练好的 Fast R-CNN 网络进行特征提取。

（3）根据生成的边框回归值调整初始化建议窗坐标位置并完成图像分类。

### 7.1.2　SSD 算法

SSD 算法也是一种常用的目标检测算法，其与 Faster R-CNN 算法有两个主要区别：①SSD 算法是一种 one stage 目标检测算法，不需要类似于 Faster R-CNN 算法产生一个候选区域，而是直接通过一个卷积神经网络输出位置和类别；②SSD 算法采用 38×38、19×19、10×10、5×5、3×3 和 1×1 六种不同尺度的特征图输入相应的预测网络中进行预测，其网络结构如图 7.4 所示。

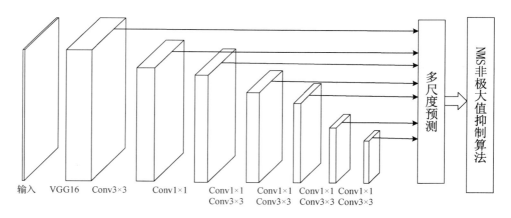

图 7.4　SSD 算法网络结构

SSD 算法最开始部分采用 VGG16 进行特征提取，之后将输出结果进行 6 次下采样，得到 6 个尺度的特征图。每次下采样均是通过 1×1 卷积和 3×3 卷积实现的，其中 1×1 卷积用于降维，3×3 卷积用于下采样。SSD 算法在 6 个不同尺度的特征图上进行目标检测。除此之外，SSD 算法还引入了 Faster R-CNN 算法的 anchor 机制，如图 7.5 所示，每个单元使用 4 个宽高比不同的 anchor，两个目标分别采用适合它们的 anchor 为基准进行训练和调整。

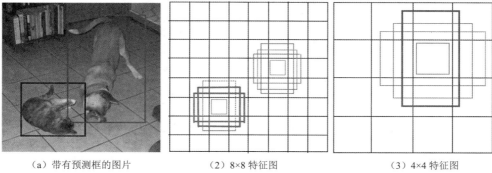

（a）带有预测框的图片　　　（2）8×8 特征图　　　（3）4×4 特征图

图 7.5　不同宽高比的 anchor 机制

SSD 算法采用多种尺寸和比例不同的候选框输出，仅仅只预测每个候选框中存在的各类物体的置信度和每个目标相对于候选框的偏移量即可。之后对每个候选框给出置信度，经过 NMS 非极大值抑制算法，便可输出最有可能的预测结果。根据偏移量结合每个候选框的坐标就可以计算最后的输出位置。但是与 Faster R-CNN 算法不同的是，SSD 算法的 anchor 是一种动态变换的，而不是固定大小的，其大小与特征图大小呈一种比例关系，具体计算不再赘述。但显然，特征图越大，所产生的 anchor 越小；特征图越小，所产生的 anchor 越大，正是因为这种机制，大的特征图有利于检测小目标，小的特征图有利于检测大目标。

在 SSD 算法中，先验框与真实目标的匹配主要基于两个原则：①对于图中真实的目标框，找到 IoU 最大的先验框，将该先验框与对应的真实目标进行匹配，将与真实目标匹配的样本作为正样本，其余作为负样本。但一张图中往往可以匹配的 anchor 很少，因此就造成了样本分布不均衡，故有第二个原则。②对于第一个原则中未匹配的先验框，其与真实框的 IoU 阈值大于 0.5，同样认为其为正样本。基于以上两个原则，尽管真实框可以与多个 anchor 匹配，但是实际匹配的 anchor 还是很少，负样本数量仍然较多。因此 SSD 算法对负样本按照置信度误差降序排序，选取误差较大的前 $N$ 个样本作为负样本，保证负样本和正样本比例近似 3:1。

## 7.1.3　YOLOV3 算法

YOLOV3 算法也是一种 one stage 目标检测算法，其是在 2018 年 CVPR 新提出的一种算法，将特征提取过程、图像分类及目标的定位融合在一个网络中，这也是 YOLOV3 算法有着较快的检测速度的原因。YOLOV3 算法包含了新的特征提取网络 DarkNet-53 及 3 种尺度的预测网络 YOLO 层，分别用于对乳腺肿瘤的特征提取、预测及分类，其网络结构如图 7.6 所示。

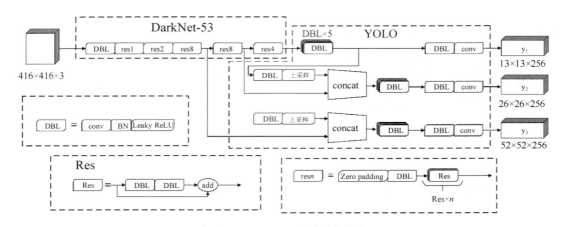

图 7.6 YOLOV3 算法网络结构

其中,DarkNet-53 由 1 个卷积块 DBL 和 5 个残差块 res$n$($n$ = 1,2,4,8)组成。DBL 是卷积层(conv)、批归一化(BN)和激活函数(Leaky ReLU)的集合,这也是 YOLOV3 中的最小组件;res$n$ 中的 $n$ 表示残差网络单元 Res 的个数,而 Res 是两个 DBL 加上短连接(shortcut)组成的。经过 DarkNet-53 网络特征提取后,输出大小为 13×13×1024 的特征图,该特征图经过上采样与浅层特征图拼接(见图 7.6 中的 concat),输出 3 个尺度的特征图用于 YOLO 层的检测结果的预测,也就是每个 box 负责对 3 个 anchor 进行回归。预测结果包括目标的中心位置 $x$ 和 $y$、宽 $w$ 和高 $h$、置信度及类别。在原始的 YOLOV1 中,位置 $x$ 和 $y$、宽 $w$ 和高 $h$ 是直接预测的实际值,但预测的较小偏差均会被扩大到整个图像中,容易造成位置波动较大,预测偏差较大。YOLOV3 采用改进后的算法求解预测值 $r_x$、$r_y$、$r_w$ 和 $r_h$,其表达式如式(7-1)~式(7-4)所示,原理如图 7.7 所示。待完成预测后,每个目标均会出现较多的、重复的候选框,为了减少参数的繁多,采用 NMS 非极大值抑制算法对预测值进行进一步处理以得到预测结果。

$$r_x = \sigma(v_x) + c_x \tag{7-1}$$

$$r_y = \sigma(v_y) + c_y \tag{7-2}$$

$$r_w = p_w e^{v_w} \tag{7-3}$$

$$r_h = p_h e^{v_h} \tag{7-4}$$

式中,$v_x$、$v_y$、$v_w$ 和 $v_h$ 为 YOLOV3 算法的网络输出值;$c_x$ 和 $c_y$ 为网格的坐标;$p_w$ 和 $p_h$ 分别为这个网格对应目标 anchor 的宽和高。

YOLOV3 使用多标签分类,在网络设计上将起初的 softmax 函数用 Logistic 分类器来替换,同时采用二值交叉熵损失函数。YOLOV3 的特征提取网络是 DarkNet-53,其是由多个残差块叠加而成的,相比于 ResNet-152、DarkNet-19 和 ResNet-101,其特征提取能力更强,如表 7.1 所示。除此之外,YOLOV3 采用多尺度预测,增强了目标检测能力。

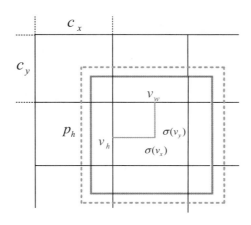

图 7.7　维度聚类器

表 7.1　几种常用的特征提取网络

| 特征提取网络 | Top-1 | Top-5 | FPS |
|---|---|---|---|
| DarkNet-19 | 74.1 | 91.8 | 171 |
| ResNet-101 | 77.1 | 93.7 | 53 |
| ResNet-152 | 77.6 | 93.8 | 37 |
| DarkNet-53 | 77.2 | 93.8 | 78 |

## 7.1.4　CornerNet 算法

现阶段基于深度学习的目标检测算法在对象检测上已经取得了较好的成果，但现有技术均需首先寻找 anchor 用于检测的候选框，然后对 anchor 进行评分，求取其 IoU，最后通过回归来调整坐标，生成最终边界框。这种方法有两个缺点：其一，所需 anchor 数量较大，但结果中只有较少真实样本与 anchor 重合从而确定了较少的正样本，造成了样本不均衡；其二，anchor 引入了更多的超参数和设计方法（包括 box 的数量及尺寸等）。基于以上缺点，CornerNet 应运而生，其网络检测原理如图 7.8 所示。

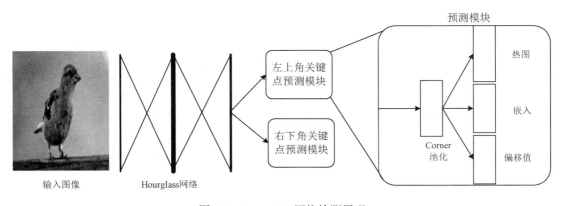

图 7.8　CornerNet 网络检测原理

CornerNet 算法将目标框检测转换成左上角和右下角的一对关键点检测，解决了现有目标检测器需要提前求取 anchor 的问题。CornerNet 首先采用两个 Hourglass 类型的特征提取模块进行特征提取，Hourglass 模块中没有采用池化操作，而是采用步长为 2 的卷积层做下采样，最终特征图被缩小为原来的 1/5，类似于 YOLOV3 的 DarkNet-53。之后采用两个检测模块分别对左上角关键点和右下角关键点进行预测。CornerNet 检测模块如图 7.9 所示，图中只表示了左上角关键点预测过程，右下角也有类似的结构。

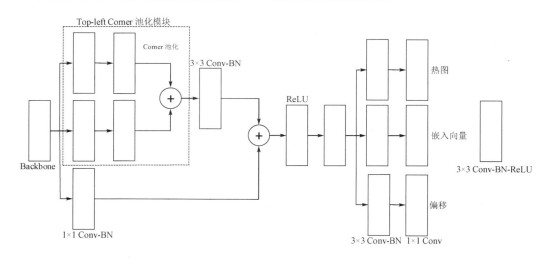

图 7.9　CornerNet 检测模块

输入图像经过 Hourglass 模块特征提取之后，首先经过 Corner 池化，输出池化的特征图，然后与特征提取后的特征进行融合，类似于 ResNet 中的短连接，最后分成 3 个分支输出：热图（Heatmaps）、嵌入向量（Embedding）及偏移（Offsets）。Heatmaps 用于预测边框的置信度和位置；Embedding 用于左上角和右下角两个关键点的匹配；Offsets 用于校正特征图因为下采样而造成的坐标和原图的偏移。待网络输出后，分别在 Heatmaps 选择 $N$ 个左上角和右下角顶点，两两组合产生 $N \times N$ 个坐标框，之后进行配对，最终留下的配对坐标进行 NMS 非极大值抑制算法，输出最终目标框，其中配对有 3 个剔除原则：①不属于同一类别，剔除；②右下角坐标高于左上角坐标，剔除；③相似度高于 0.5，剔除。

其中 Corner 池化是 CornerNet 的又一大特色，其对特征提取网络的输出特征图，先做从右到左的池化，再做从下往上的最大池化，最后会得到一个水平方向上池化后的特征图和一个垂直方向上池化后的特征图。将两个特征图对应位置相加，得到 Corner 池化的输出。但与常规的最大池化不同，Corner 池化更关心某一方向上的统计数据，如图 7.10 所示。以第二行(2,1,3,0,2)为例，从右往左，保持最后一个 2 不变，之后倒数第二个 max(0,2)=2，倒数第三个 max(3,0,2)=3，以此类推，池化后各个点的像素值都这样计算。

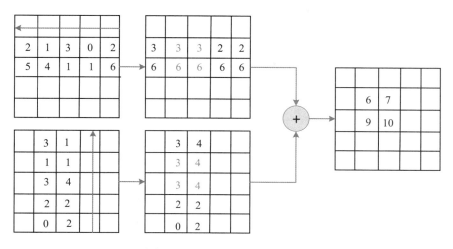

图 7.10　Corner 池化检测模块

## 7.2　检测数据集制作流程（Pascal VOC 格式）

利用深度学习方法（如 Faster R-CNN 或 YOLOV3 等）进行目标检测时需要训练数据集，很少会根据自己的数据集格式修改代码，更多的是按照一定格式修改自己的数据格式，而 Pascal VOC 为图像识别和分类提供了一整套标准化的数据集。为了方便目标检测的进行，使用 Pascal VOC 格式来进行数据集的制作。下面先来详细地介绍一下 Pascal VOC 格式。

### 7.2.1　Pascal VOC 格式

下载并解压 Pascal VOC 数据集后会得到一个 VOCdevkit 文件夹，该文件夹结构如图 7.11 所示。

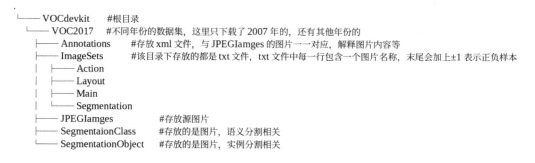

图 7.11　VOCdevkit 文件夹结构

**1. Annotations 文件夹**

Annotations 文件夹结构如图 7.12 所示。

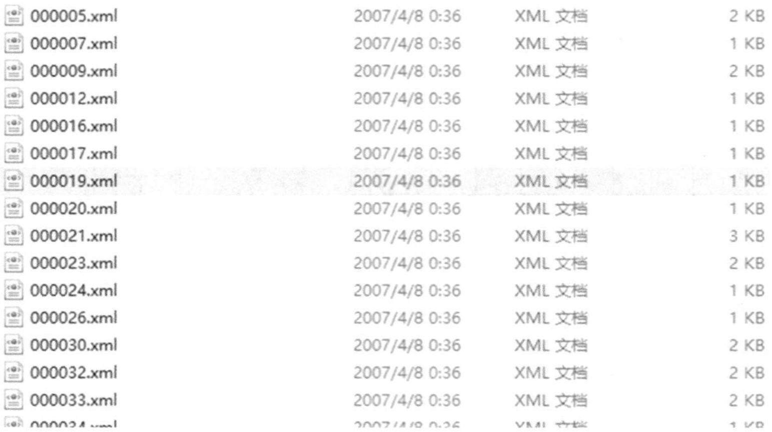

| 000005.xml | 2007/4/8 0:36 | XML 文档 | 2 KB |
| 000007.xml | 2007/4/8 0:36 | XML 文档 | 1 KB |
| 000009.xml | 2007/4/8 0:36 | XML 文档 | 2 KB |
| 000012.xml | 2007/4/8 0:36 | XML 文档 | 1 KB |
| 000016.xml | 2007/4/8 0:36 | XML 文档 | 1 KB |
| 000017.xml | 2007/4/8 0:36 | XML 文档 | 1 KB |
| 000019.xml | 2007/4/8 0:36 | XML 文档 | 1 KB |
| 000020.xml | 2007/4/8 0:36 | XML 文档 | 1 KB |
| 000021.xml | 2007/4/8 0:36 | XML 文档 | 3 KB |
| 000023.xml | 2007/4/8 0:36 | XML 文档 | 2 KB |
| 000024.xml | 2007/4/8 0:36 | XML 文档 | 1 KB |
| 000026.xml | 2007/4/8 0:36 | XML 文档 | 1 KB |
| 000030.xml | 2007/4/8 0:36 | XML 文档 | 2 KB |
| 000032.xml | 2007/4/8 0:36 | XML 文档 | 2 KB |
| 000033.xml | 2007/4/8 0:36 | XML 文档 | 2 KB |
| 000034.xml | 2007/4/8 0:36 | XML 文档 | 1 KB |

图 7.12　Annotations 文件夹结构

Annotations 文件夹中存放的是 XML 格式的标签文件，每个 XML 文件都对应 JPEGImages 文件夹中的一张图片，包含了图片的重要信息：图片的名称、图片中 object 的类别及 bounding box 坐标。XML 文件的解析如表 7.2 所示。

表 7.2　XML 文件的解析

| 标　　签 | 解　　释 |
| --- | --- |
| filename | 文件名 |
| source | 图像来源 |
| size | 图像尺寸（长宽及通道号） |
| segmented | 是否用于分割 |
| object | 需检测到的物体，包含了物体名称 name、拍摄角度 pose、是否截断 truncated、难以识别 difficult、object 对应的 bounding box 信息 |
| bndbox | 包含左下角和右上角 $x$, $y$ 坐标（$x_{min}$, $y_{min}$, $x_{max}$, $y_{max}$） |

具体 XML 内部文件如下。

```
1.  <annotation>
2.      <folder>VOC2007</folder>
3.      <filename>000051.jpg</filename>
4.      <source>
5.          <database>The VOC2007 Database</database>
6.          <annotation>PASCAL VOC2007</annotation>
7.          <image>flickr</image>
8.          <flickrid>291539949</flickrid>
9.      </source>
10.     <owner>
11.         <flickrid>kristian_svensson</flickrid>
12.         <name>Kristian Svensson</name>
13.     </owner>
```

```xml
14.     <size>
15.         <width>500</width>
16.         <height>375</height>
17.         <depth>3</depth>
18.     </size>
19.     <segmented>0</segmented>
20.     <object>
21.         <name>motorbike</name>
22.         <pose>Unspecified</pose>
23.         <truncated>1</truncated>
24.         <difficult>0</difficult>
25.         <bndbox>
26.             <xmin>352</xmin>
27.             <ymin>138</ymin>
28.             <xmax>500</xmax>
29.             <ymax>375</ymax>
30.         </bndbox>
31.     </object>
32.     <object>
33.         <name>motorbike</name>
34.         <pose>Unspecified</pose>
35.         <truncated>0</truncated>
36.         <difficult>0</difficult>
37.         <bndbox>
38.             <xmin>105</xmin>
39.             <ymin>1</ymin>
40.             <xmax>427</xmax>
41.             <ymax>245</ymax>
42.         </bndbox>
43.     </object>
44.     <object>
45.         <name>person</name>
46.         <pose>Unspecified</pose>
47.         <truncated>0</truncated>
48.         <difficult>1</difficult>
49.         <bndbox>
50.             <xmin>415</xmin>
51.             <ymin>61</ymin>
52.             <xmax>465</xmax>
53.             <ymax>195</ymax>
54.         </bndbox>
55.     </object>
56. </annotation>
```

以下程序可以将 XML 标签中的目标绘制在图像中，并返回，具体步骤如下。

（1）用 xml.etree.ElementTree 库中的 parse 方法解析 XML 文件。

（2）获取 XML 文件的根节点。

（3）find() 和 findall() 寻找 object 节点，.text 表示获取节点中的内容。

（4）用 cv2 库绘图，用 rectangle 函数画框，用 putText 函数标注类别。

```python
1.  # -*- coding: utf-8 -*-
2.  import xml.etree.ElementTree as ET
3.  import os,cv2
4.  
5.  xml_file='Annotations/000282.xml'
6.  tree=ET.parse(xml_file)
7.  root=tree.getroot()
8.  imgfile='JPEGImages/000282.jpg'
9.  im = cv2.imread(imgfile)
10. for object in root.findall('object'):
11.     object_name=object.find('name').text
12.     Xmin=int(object.find('bndbox').find('xmin').text)
13.     Ymin=int(object.find('bndbox').find('ymin').text)
14.     Xmax=int(object.find('bndbox').find('xmax').text)
15.     Ymax=int(object.find('bndbox').find('ymax').text)
16.     color = (4, 250, 7)
17.     cv2.rectangle(im,(Xmin,Ymin),(Xmax,Ymax),color,2)
18.     font = cv2.FONT_HERSHEY_SIMPLEX
19.     cv2.putText(im, object_name, (Xmin,Ymin - 7), font, 0.5, (6, 230, 230), 2)
20.     cv2.imshow('01',im)
21. #cv2.imwrite('02.jpg', im)
```

2. ImageSets 文件夹

ImageSets 文件夹存放的是每种计算机视觉任务类型所对应的文件夹，各个文件夹均存放 txt 文件，txt 文件中记录的图片名如表 7.3 所示。

**表 7.3　txt 文件中记录的图片名**

| 文件夹 | 数据信息 |
| --- | --- |
| Layout | 具有人体部位的数据 |
| Main | 一般存放图像物体识别的数据 |
| Segmentation | 用于语义、实例分割的数据 |

Main 文件夹中的 txt 文件及其功能如表 7.4 所示。

表 7.4  Main 文件夹中的 txt 文件及其功能

| Main 文件夹中的 txt 文件 | 功　　能 |
|---|---|
| Train | 训练使用的图片名称（无后缀） |
| Val | 验证使用的图片名称（无后缀） |
| Trainval | 以上两者的合并 |
| test | 测试使用的图片名称（无后缀） |

以下代码可以通过统计 Annotations 文件夹中的 XML 文件的数目划分各类数据集。

```python
1.  import os
2.  import random
3.
4.  path='D:/VOCtrainval_06-Nov-2007/yoloV3conf\keras-yolo3-master/VOCdevkit/VOC2007/'
5.
6.  trainval_percent = 0.66
7.  train_percent = 0.5
8.
9.  xmlfilepath = path+'Annotations'
10. txtsavepath = path+'ImageSets/Main'
11. total_xml = os.listdir(xmlfilepath)
12.
13. num=len(total_xml)
14. list=range(num)
15. tv=int(num*trainval_percent)
16. tr=int(tv*train_percent)
17. trainval= random.sample(list,tv)
18. train=random.sample(trainval,tr)
19.
20. ftrainval = open(path+'ImageSets/Main/trainval.txt', 'w')
21. ftest = open(path+'ImageSets/Main/test.txt', 'w')
22. ftrain = open(path+'ImageSets/Main/train.txt', 'w')
23. fval = open(path+'ImageSets/Main/val.txt', 'w')
24.
25. for i in list:
26.     name=total_xml[i][:-4]+'\n'
27.     if i in trainval:
28.         ftrainval.write(name)
29.         if i in train:
30.             ftrain.write(name)
31.         else:
32.             fval.write(name)
33.     else:
34.         ftest.write(name)
35.
36. ftrainval.close()
```

```
37. ftrain.close()
38. fval.close()
39. ftest .close()
```

### 7.2.2 数据集制作流程

1. 安装数据标注工具

数据标注工具 labelImg 可以通过可视化的操作界面进行画框标注，自动生成 Pascal VOC 格式的 XML 文件，该工具是基于 Python 语言编写的，这样就能支持在 Windows、Linux 的跨平台运行。可以去官网下载 Windows 和 Linux。labelImg 主界面如图 7.13 所示。

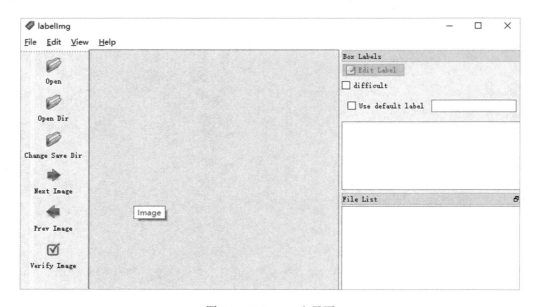

图 7.13　labelImg 主界面

2. 创建文件夹

按照 Pascal VOC 数据集的要求，创建以下文件夹。
（1）Annotations：用于存放标注后的 XML 文件。
（2）ImageSets/Main：用于存放训练集、测试集、验收集的文件列表。
（3）JPEGImages：用于存放原始图像。

3. 标注数据

将源图片放在 JPEGImages 文件夹中，注意图片的格式必须是 jpg 格式。
打开数据标注工具 labelImg，单击左侧工具栏的 Open Dir 按钮，选择 JPEGImages 文件夹。这时，主界面将会自动加载第一张图片。

单击 File→Create RectBox 命令，在主界面上单击并拉个矩形框，将猫圈出来。圈定后，将会弹出一个对话框，用于输入标注物体的类别，这里输入 cat 作为 object 类别。

单击 File→Save 命令，选择刚才创建的 Annotations 文件夹作为保存目录，系统将自动生成 VOC2007 格式的 XML 文件并保存起来。这样就完成了一张图片的物体标注了。

单击左侧工具栏的 Next Image 按钮，进入下一张图片，按照以上步骤，画框、输入名称、保存，如此反复，直到把所有图片都标注好并保存起来，完成数据集的准备。

## 7.3 评价指标与实现方法

在目标检测中，常选用 $P$-$R$ 曲线、检测精度（AP）和检测精度均值（mAP）三个指标来评定模型的性能。

在目标检测中，每类样本均有一条 $P$-$R$ 曲线，对于每类样本根据真实样本与预测样本的不同组合，可将乳腺超声肿瘤检测结果分为真正例（TP）、假正例（FP）及假反例（FN）。首先，对样本的预测值的置信度从高往低进行排序。然后，将每个样本点预测的置信度作为一个阈值，统计出 TP、FP 和 FN。TP 判断方法为：置信度大于阈值且 IoU 大于 0.5，同时类别正确；FP 判断方法为：置信度大于 0.5，不属于 TP 样本，置信度小于 0.5 为 FN 样本。最后，根据统计结果，按照式（4-11）和式（4-12）就可以计算出 $P$ 值和 $R$ 值。将每个阈值下的 $P$ 值和 $R$ 值连接起来就形成了 $P$-$R$ 曲线。对 $P$-$R$ 曲线求积分即可分别得到良性和恶性肿瘤的检测精度（AP）。对 AP 求均值，即可得到最终的检测精度均值（mAP）。

下面给出 mAP 指标的实现方式。

查准率和查全率的计算。

```
1.   # 按照置信度降序排序
2.   sorted_ind = np.argsort(-confidence)
3.   BB = BB[sorted_ind, :]    # 预测框坐标
4.   image_ids = [image_ids[x] for x in sorted_ind] # 各个预测框的对应图片id
5.
6.   # 遍历预测框，并统计 TPs 和 FPs
7.   nd = len(image_ids)
8.   tp = np.zeros(nd)
9.   fp = np.zeros(nd)
10.  for d in range(nd):
11.      R = class_recs[image_ids[d]]
12.      bb = BB[d, :].astype(float)
13.      ovmax = -np.inf
14.      BBGT = R['bbox'].astype(float)
15.
```

```
16.    if BBGT.size > 0:
17.        # 计算 IoU
18.
19.        ixmin = np.maximum(BBGT[:, 0], bb[0])
20.        iymin = np.maximum(BBGT[:, 1], bb[1])
21.        ixmax = np.minimum(BBGT[:, 2], bb[2])
22.        iymax = np.minimum(BBGT[:, 3], bb[3])
23.        iw = np.maximum(ixmax - ixmin + 1., 0.)
24.        ih = np.maximum(iymax - iymin + 1., 0.)
25.        inters = iw * ih
26.
27.
28.        uni = ((bb[2] - bb[0] + 1.) * (bb[3] - bb[1] + 1.) +
29.               (BBGT[:, 2] - BBGT[:, 0] + 1.) *
30.               (BBGT[:, 3] - BBGT[:, 1] + 1.) - inters)
31.
32.        overlaps = inters / uni
33.        ovmax = np.max(overlaps)
34.        jmax = np.argmax(overlaps)
35.    # 取最大的 IoU
36.    if ovmax > ovthresh:    # 是否大于阈值
37.        if not R['difficult'][jmax]:
38.            if not R['det'][jmax]:    # 未被检测
39.                tp[d] = 1.
40.                R['det'][jmax] = 1
41.            else:
42.                fp[d] = 1.
43.    else:
44.        fp[d] = 1.
45.
46. # 计算查准率和查全率
47. fp = np.cumsum(fp)
48. tp = np.cumsum(tp)
49. rec = tp / float(npos)
50.
51.
52. prec = tp / np.maximum(tp + fp, np.finfo(np.float64).eps)
```

这里最终得到一系列的查准率和查全率，并且这些值是按照置信度降序排列统计的，可以认为是通过取不同的置信度阈值（或者 rank 值）所得到的，然后据此可以计算 AP 值。

```
1. def voc_ap(rec, prec, use_07_metric=False):
2.     """Compute VOC AP given precision and recall. If use_07_metric is true, uses
3.     the VOC 07 11-point method (default:False).
4.     """
5.     if use_07_metric:
```

```
6.         # 11 个点
7.         ap = 0.
8.         for t in np.arange(0., 1.1, 0.1):
9.             if np.sum(rec >= t) == 0:
10.                p = 0
11.            else:
12.                p = np.max(prec[rec >= t])    # 插值
13.            ap = ap + p / 11.
14.    else:   # 新方式，计算所有点
15.
16.        mrec = np.concatenate(([0.], rec, [1.]))
17.        mpre = np.concatenate(([0.], prec, [0.]))
18.
19.        # 计算精度曲线值（也用了插值）
20.        for i in range(mpre.size - 1, 0, -1):
21.            mpre[i - 1] = np.maximum(mpre[i - 1], mpre[i])
22.
23.
24.        i = np.where(mrec[1:] != mrec[:-1])[0]
25.
26.
27.        ap = np.sum((mrec[i + 1] - mrec[i]) × mpre[i + 1])
28.    return ap
```

计算各个类别的 AP 值后，取均值就可以得到最终的 mAP 值了。

## 7.4 乳腺肿瘤检测实验结果与分析

本章基于 Faster R-CNN 算法、SSD 算法、YOLOV3 算法及 CornerNet 算法进行乳腺超声肿瘤识别，4 种算法均采用 Keras 框架并在 Ubuntu 系统下实现，计算机采用的显卡为 1080Ti，11GB 内存。为了加快模型的训练速度，采用 ImageNet 上的预训练模型进行训练。其中梯度优化采用 Adma 算法，初始学习率设置为 0.001，每 100 次迭代后学习率衰减为原来的 1/10，冲量为 0.9，衰减系数为 0.0001，batch_size 为 50，epoch 为 20，之后分别在测试集上依据多个评价指标评估模型的性能。

1. AP 和 mAP

4 种算法在恶性样本和在良性样本上的 P-R 曲线分别如图 7.14 和图 7.15 所示，之后即可求得相应的 AP 和 mAP，如图 7.16 所示。显然，同一算法下良性样本的 AP 低于恶性样本的 AP，这是由于良性样本的数量低于恶性样本。对比 4 种算法对良性样本和恶性样本的效果可知，CornerNet 算法和 YOLOV3 算法相较于 SSD 算法和现阶段的算法识别精度更

高，其良恶性 AP 值和 mAP 值均高于其他两种算法。YOLOV3 算法在恶性样本上的识别精度相较于 CornerNet 算法高 0.22%，但 CornerNet 算法对良性样本识别精度比 YOLOV3 算法高 0.49%，CornerNet 算法的 mAP 值相较于 YOLOV3 算法高 0.14%，两者的识别精度相差不大。

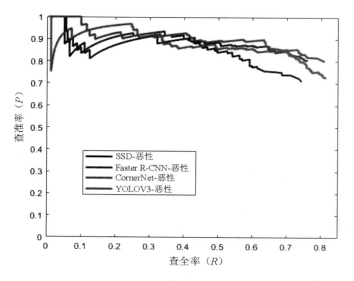

图 7.14　4 种算法在恶性样本上的 $P\text{-}R$ 曲线（扫码见彩图）

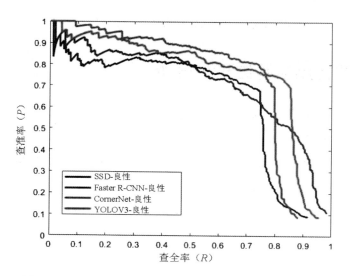

图 7.15　4 种算法在良性样本上的 $P\text{-}R$ 曲线（扫码见彩图）

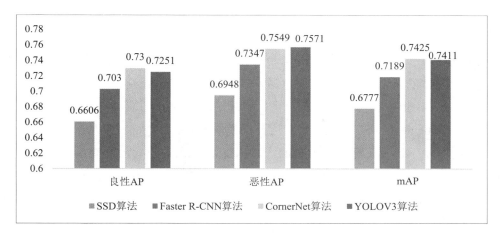

图 7.16　4 种算法在测试集上的 AP 和 mAP（扫码见彩图）

### 2．检测速率（FPS）

对 4 种算法的检测速率（FPS）进行测试，结果如图 7.17 所示。显然 Faster R-CNN 算法和 CornerNet 算法的 FPS 较低，因此不能实现在线检测。而 YOLOV3 算法和 SSD 算法的 FPS 较高，均在 10 以上，特别是 YOLOV3 算法的 FPS 达到了 22，完全能够满足实时检测的要求。

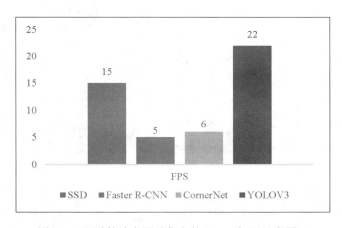

图 7.17　4 种算法在测试集上的 FPS（扫码见彩图）

SSD 算法虽然 FPS 高，但是其检测精度明显较低；Faster R-CNN 算法虽然检测精度相较于 SSD 算法有所提高，但是其 FPS 较低；CornerNet 算法在测试集上的检测精度较高，但其 FPS 太低，无法用于乳腺超声肿瘤的在线检测；YOLOV3 算法在检测精度上与 CornerNet 算法相差不是特别大，均高于 SSD 算法和 Faster R-CNN 算法，而且其 FPS 远远高于 CornerNet。因此本书选用 YOLOV3 算法作为乳腺超声肿瘤在线检测的基础算法。

## 3. 实际预测

在测试集上随机选取 1 个良性样本和 1 个恶性样本，分别运行以上 4 种算法。同一良性样本在 4 种算法下的识别结果、同一恶性样本在 4 种算法下的识别结果和不含肿瘤的样本在 4 种算法下的识别效果分别如图 7.18、图 7.19 和图 7.20 所示。显然，良性样本在 4 种算法下均被识别为 benign，类别正确，置信度分别为 95.36%、97.86%、99.15%和 99.94%；恶性样本在 4 种算法下均被识别为 malignant，类别正确，置信度分别为 80.91%、94.96%、99.94%和 99.69%。显然不管是良性样本还是恶性样本，YOLOV3 算法和 CornerNet 算法的识别准确率均高于 Faster R-CNN 算法和 SSD 算法。YOLOV3 算法和 CornerNet 算法对良恶性样本的识别准确率相差基本不大。对于良性样本，YOLOV3 算法的置信度阈值高于 CornerNet 算法的置信度阈值 0.79%；对于恶性样本，CornerNet 算法的置信度阈值高于 YOLOV3 算法的置信度阈值 0.25%。

除此之外，从数据库中选取 1 个不含肿瘤的样本进行测试，分别表示 SSD 算法、Faster R-CNN 算法、CornerNet 算法和 YOLOV3 算法的识别结果，显然不含有肿瘤的样本经过以上算法识别后，不会有目标区域。

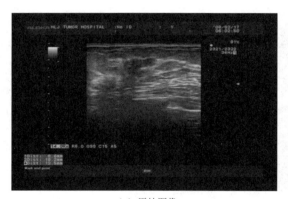
（a）原始图像

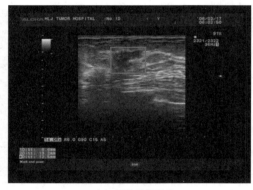
（b）标注后的图像

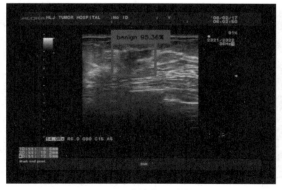
（c）SSD 算法的识别结果

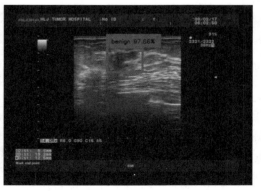
（d）Faster R-CNN 算法的识别结果

图 7.18　同一良性样本在 4 种算法下的识别结果

第 7 章　超声影像乳腺肿瘤检测

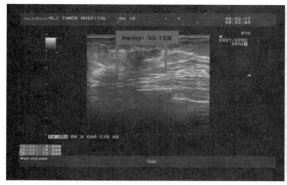

（e）CornerNet 算法的识别结果

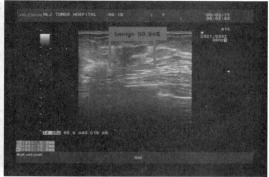

（f）YOLOV3 算法的识别结果

图 7.18　同一良性样本在 4 种算法下的识别结果（续）

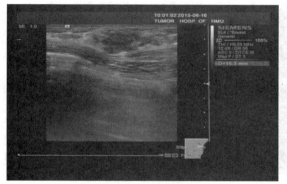

（a）原始图像

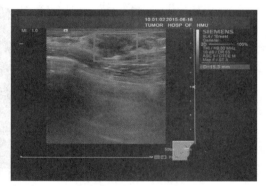

（b）标注后的图像

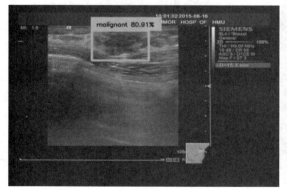

（c）SSD 算法的识别结果

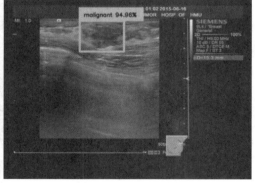

（d）Faster R-CNN 算法的识别结果

图 7.19　同一恶性样本在 4 种算法下的识别结果

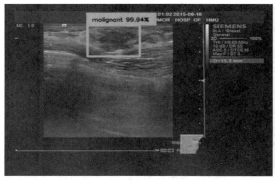
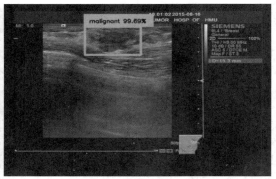

（e）CornerNet 算法的识别结果　　　　　　　（f）YOLOV3 算法的识别结果

图 7.19　同一恶性样本在 4 种算法下的识别结果（续）

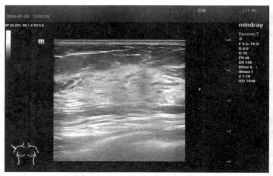
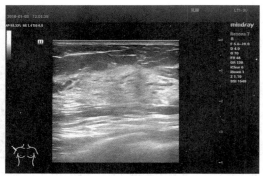

（a）SSD 算法的识别结果　　　　　　　　　（b）Faster R-CNN 算法的识别结果

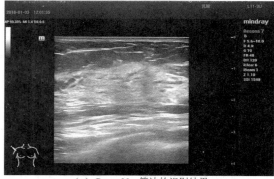
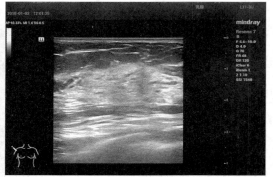

（c）CornerNet 算法的识别结果　　　　　　　（d）YOLOV3 算法的识别结果

图 7.20　不含肿瘤的样本在 4 种算法下的识别效果

# 本章小结

本章根据第 6 章中对乳腺肿瘤诊断的案例，使用目标检测算法对该案例进行了进一步的探索，首先介绍了在目前的目标检测领域中具有代表性的几种目标检测体系，并对不同体系的代表性目标检测算法进行了介绍，然后对目标检测任务中数据集的制作流程进行了概括，最后对目标检测算法的评价指标和实现方法进行了介绍。

## 习题 7

1. 目前常用的目标检测算法有哪些？分别有哪些特点？
2. 基于 anchor 的目标检测算法存在哪些缺陷？
3. 尝试实现本章提及的目标检测算法，如 Faster R-CNN 算法、YOLOV3 算法。
4. 尝试复现本章中 mAP 指标的实现。

# 第 8 章

# 基于 OCTA 图像的糖尿病诊断分析

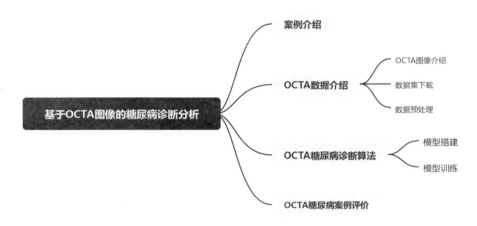

### 本章导读

糖尿病视网膜病变（DR）是糖尿病最常见的微血管并发症之一，也是全球主要的致盲原因之一，影响约 35% 的糖尿病患者。检测和量化糖尿病患者的视网膜临床前病变，有助于在早期阶段预测 DR 的发展并及时进行干预，最终延缓甚至预防 DR 的发生。光学相干断层扫描血管造影术（OCTA）是一种快速且无创的诊断成像技术，被普遍认为适用于 DR 筛查和随诊。本章主要通过介绍 OCTA 图像诊断糖尿病的案例，帮助读者对前面学习的数据预处理、模型搭建等内容进行归纳总结，将学习到的内容融会贯通。

### 本章要点

- 基于 OCTA 图像的糖尿病诊断分析的研究意义。
- 数据集下载及预处理。
- 深度学习模型的搭建与优化。
- 实验结果评价。

## 8.1 案例介绍

糖尿病视网膜病变（DR）影响了 40%～45%的糖尿病患者，仅在美国，DR 患者估计将从 2010 年的 770 万增加到 2050 年的 1460 万。早期发现、及时干预和对治疗结果的可靠评估对于防止 DR 造成的不可逆视力丧失至关重要。通过早期发现和充分治疗，95%以上的 DR 相关视力丧失是可以预防的。视网膜血管异常，如微动脉瘤、硬性渗出液、视网膜水肿、静脉串珠、视网膜内微血管异常和视网膜出血是常见的 DR 表现。

因此，视网膜血管系统检查对于 DR 诊断和治疗评估很重要。传统的眼底摄影提供有限的灵敏度来揭示与早期 DR 相关的细微异常。荧光素血管造影（FA）可用于提高 DR 中视网膜血管扭曲的成像灵敏度，但 FA 需要静脉注射染料，这可能会产生副作用，并且需要仔细监测和管理。光学相干断层扫描血管造影术（OCTA）提供了一种非侵入性方法，可以更好地观察视网膜脉管系统。OCTA 允许以高分辨率显示多个视网膜层，因此它在检测与早期眼睛状况相关的细微血管扭曲方面比 FA 更敏感。

定量 OCTA 的最新发展为实现计算机辅助疾病检测和眼部疾病的 AI 分类提供了独特的机会。研究者们已经探索了定量 OCTA 分析以客观评估 DR、年龄相关性黄斑变性（AMD）、静脉阻塞（VO）等。

在眼科中，深度学习已应用于 OCT 中视网膜层和无血管区域的分割。为了克服数据大小的限制，研究者们已经开发了一种用于深度学习的迁移学习方法。迁移学习是一种采用预训练的 CNN 的一些权重的训练方法，适当地重新训练 CNN 以优化特定任务的权重，即视网膜图像分类。在眼底摄影中，研究人员探索了迁移学习来进行动脉-静脉分割、青光眼检测和糖尿病性黄斑变薄评估。迁移学习也已经用于检测脉络膜新生血管（CNV）和糖尿病性黄斑水肿（DME）和 AMD 诊断。

原则上，迁移学习可以涉及单层或多层，因为每层都有可以重新训练的权重。例如，在 16 层 CNN 中重新训练所需的特定层数可能会有所不同，具体取决于可用的数据集和感兴趣的特定任务。此外，与传统的眼底摄影和 OCT 相比，由于公开可用数据集的规模有限，OCTA 分类中的深度学习仍然有待探索。

## 8.2 OCTA 数据介绍

### 8.2.1 OCTA 图像介绍

1991 年，Huang 等人发明了光学相干断层扫描（OCT）并且把这种方法应用在了视网膜检查上。OCT 是一种 3D 高分辨率成像方案，它通过测量从样品中反向散射的光来生成各种物体（如生物系统）的断层图像。为了获得较高的横向分辨率（在垂直于光束传播轴的平面内），OCT将光聚焦到一个小点上，然后在样本上进行扫描。为了在轴向获得较高的分辨率（沿光束传播方向的光学切片），OCT使用具有大带宽的光。OCT作为医学领域中的一种应用广泛的光学成像技术，也是一个非常活跃的研究课题，通过光学成像，能够得到生物组织二维或三维结构图像。

OCT相较于先前的成像技术，具有很多突出的优势，首先，OCT具有非接触性和非破坏性，以及超高的探测灵敏度与较强的噪声抑制能力，能够使生物造影过程更加安全高效和清晰；其次，OCT能够生成高分辨率且无噪声的图像，在检测过程中对生物组织也没有任何辐射；除却上述优点外，OCT仪器的检测成本及造价也十分低廉，这也说明了其拥有非常广阔的发展前景。

OCTA是建立在OCT上的一种新的成像方式，它以微米级的分辨率显示视网膜血管的三维结构，弥补了OCT无法提供血流信息的不足。OCTA作为一种快速、非侵入性的诊断成像技术，可以在不注射染料的情况下产生视网膜微血管系统的深度分层、高分辨率图像，避免了类似于进行FFA检查时可能会造成过敏等问题，同时还可观察到相对更细小的血管结果，并对一些参数做出定量分析。虽然之前有文章借助眼底照相和计算机图像处理技术的创新技术开发了新的基于计算机的程序，可定量地评估视网膜几何分支参数，如曲度、分形维数、分支角度和血管长径比等，但这种基于手工标识及测量的参数准确度存在局限性，眼底照相可观察血管级别也存在局限性。此外，上述几何分支参数均为各自相对独立的低维度特征。

通过使用内置的自动OCTA软件，OCTA可以根据各种视网膜和脉络膜微血管参数，如血流密度（VD）、脉络膜毛细血管流量面积、中心凹无血管区（FAZ）面积和视神经头（ONH）毛细血管密度，轻松地评估视网膜血流。OCTA图像示例如图8.1所示。

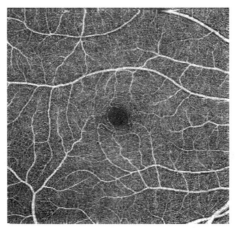

图8.1　OCTA图像示例

## 8.2.2 数据集下载

在本案例中,使用的数据集是 OCTA-500 数据集,该数据集是目前规模最大的 OCTA 数据集,其标签文件也附带糖尿病的标注。下载数据集后,我们选择 6×6 mm$^2$ 中的 ILM_OPL 文件夹中的图片作为基础数据集进行训练。

## 8.2.3 数据预处理

对于数据集的划分,通常在数据集较大的情况下,我们会将数据集划分为训练集、测试集和验证集;而在数据集较小的情况下,更好的方式是将数据分割成两部分:训练集和测试集。我们可以使用训练集的数据来训练模型,使用测试集上的误差作为最终模型在应对现实场景中的泛化误差。有了测试集,我们想要验证模型的最终效果,只需将训练好的模型在测试集上计算误差,即可认为此误差是泛化误差的近似,我们只需令我们训练好的模型在测试集上的误差最小即可。这里有几点需要注意。

(1) 通常将数据集的 80%作为训练集,20%作为测试集。

(2) 通常需要在开始构建模型之前将数据集进行划分,防止数据窥探偏误,也就是说,我们避免了解太多关于测试集中的样本特点,防止我们认为的挑选有助于测试集数据的模型,这样的结果会过于乐观,但是实际上并没有预期那样优秀。

(3) 通常我们在构建模型时需要将数据进行处理,包括一些数据的清洗、数据的特征缩放(标准化或者归一化),此时我们只需要在训练集上进行这些操作,然后将其在训练集上得到的参数应用到测试集中,也就是说,在工作流程中,不能使用在测试数据集上计算得到的任何结果。例如,我们得到的属性中可能有缺失值,因为在这些操作之前,我们已经把数据集分成了训练集和测试集,通常的做法是通过计算属性值的中位数来填充缺失值,注意,此时属性值的中位数是通过训练集上的数据进行计算的。当我们得到一个模型时,如果想要测试模型的测试误差来近似泛化误差,可能此时的测试集也会有一些缺失值,此时对应属性的缺失值是通过训练集计算的中位数来进行填充的。

(4) 由于测试集作为对泛化误差的近似,所以训练好模型,需要在测试集上近似估计模型的泛化能力。假设有两个不同的机器学习模型,犹豫不决的时候,可以先训练两个模型,然后对比它们在测试数据上的泛化误差,选择泛化能力强的模型。

数据集划分程序如下:

```
1.  import numpy as np
2.
3.  def split_train_test(data,test_ratio):
4.      # 设置随机数种子,保证每次生成的结果都是一样的
5.      np.random.seed(42)
6.      # permutation 随机生成 0~len(data)随机序列
```

```
7.      shuffled_indices = np.random.permutation(len(data))
8.      # test_ratio 为测试集所占的百分比
9.      test_set_size = int(len(data) * test_ratio)
10.     test_indices = shuffled_indices[:test_set_size]
11.     train_indices = shuffled_indices[test_set_size:]
12.     # iloc 选择参数序列中所对应的行
13.     return data.iloc[train_indices],data.iloc[test_indices]
14.
15. # 测试
16. train_set,test_set = split_train_test(data,0.2)
17. print(len(train_set), "train +", len(test_set), "test")
```

在进行数据集划分后,由于整体的数据量及糖尿病类别数量较少,因此我们使用数据增广对数据集进行一定的扩充,读者可根据需求改变数据增广的倍数。程序如下:

```
1.  import Augmentor
2.  import os
3.
4.  if __name__ == '__main__':
5.      img = ... # 原图路径
6.
7.      # 读入
8.      p = Augmentor.Pipeline(img, output_directory='./')
9.      s = len(os.listdir(img))
10.     # 参数选择
11.     # 随机旋转直角
12.     p.rotate_random_90(0.75)
13.     # 旋转
14.     p.rotate(probability=0.9, max_left_rotation=10, max_right_rotation=10)
15.     # 亮度变化
16.     p.random_brightness(0.5, 0.8, 1.2)
17.     # 对比度
18.     p.random_contrast(0.5, 0.8, 1.2)
19.     # 缩放
20.     p.zoom_random(probability=0.3, percentage_area=0.85)
21.     # 对称
22.     p.flip_left_right(probability=0.5)
23.
24.     # 结果选择
25.     p.sample(s * 10)   # 扩大 10 倍
```

通过程序计算出数据集整体的均值和方差,并对数据集整体进行归一化的操作,使其符合计算出的均值和方差的正态分布。计算均值和方差的程序如下:

```
1.  import cv2, os, argparse
2.  import numpy as np
3.  from tqdm import tqdm
```

```
4.
5.  def parse_args():
6.      parser = argparse.ArgumentParser()
7.      parser.add_argument('--dir', type=str, default='') # 数据集路径
8.      args = parser.parse_args()
9.      return args
10.
11. def main():
12.     opt = parse_args()
13.     img_filenames = os.listdir(opt.dir)
14.     m_list, s_list = [], []
15.     for img_filename in tqdm(img_filenames):
16.         img = cv2.imread(opt.dir + '/' + img_filename)
17.         img = img / 255.0
18.         m, s = cv2.meanStdDev(img)
19.         m_list.append(m.reshape((3,)))
20.         s_list.append(s.reshape((3,)))
21.     m_array = np.array(m_list)
22.     s_array = np.array(s_list)
23.     m = m_array.mean(axis=0, keepdims=True)
24.     s = s_array.mean(axis=0, keepdims=True)
25.     print(m[0][::-1])
26.     print(s[0][::-1])
27.
28. if __name__ == '__main__':
29.     main()
```

在计算得到数据集的均值和方差后，使用 PyTorch 框架中的数据读取模块及数据增强模块对数据进行读取和训练前的预处理，以此方法增强模型的泛化能力及稳健性。数据读取模块程序如下：

```
1.  import torch
2.  from torchvision import datasert, transforms
3.  import os
4.
5.  # 数据增强模块
6.  transform = transforms.Compose([transforms.Resize((IMG_SIZE, IMG_SIZE)), transforms.Normalize(mean=[],std=[]), transforms.ToTensor()])
7.  # 数据读取
8.  data_image = {x: datasets.ImageFolder(root=os.path.join(path, x), transform=transform for x in ["train", "valid"])}
9.  data_loader = {x: torch.utils.data.DataLoader(dataset=data_image[x], batch_size=a=batch_size, shuffle=True) for x in ["train", "valid"]}
```

## 8.3 OCTA 糖尿病诊断算法

### 8.3.1 模型搭建

在建立数据加载器后，可以搭建模型，本案例中使用 Inception 网络。在一般情况下，获得高质量模型最保险的做法就是增加模型的深度，或者宽度。但是，在一般情况下，更深和更宽的网络会出现以下问题：参数太多，容易过拟合，若训练数据有限，则这一问题更加突出；网络越大，计算复杂度越大，难以应用；网络越深，越容易出现梯度消失问题。

总之，更大的网络容易产生过拟合，并且增加了计算量。Inception 给出的解决方案：将全连接层甚至一般的卷积都转化为稀疏连接，为了既能保持神经网络结构的稀疏性，又能充分利用密集矩阵的高计算性能，提出了名为 Inception 的模块化结构来实现此目的。大量文献都表明，将稀疏矩阵聚类为比较密集的子矩阵可以提高计算性能。Inception V4 结构如表 8.1 所示。

表 8.1 Inception V4 结构

| 类型 | 样区尺寸/步幅 | 输出尺寸 | 深度 | #1×1 | #3×3 衰减 | #3×3 | #5×5 衰减 | #5×5 | Pool proj | 参数个数 | 神经元个数（ops） |
|---|---|---|---|---|---|---|---|---|---|---|---|
| 卷积 | 7×7/2 | 112×112×64 | 1 | | | | | | | 2.7k | 34M |
| 最大池化 | 3×3/2 | 56×56×64 | 0 | | | | | | | | |
| 卷积 | 3×3/1 | 56×56×192 | 2 | | 64 | 192 | | | | 112k | 360M |
| 最大池化 | 3×3/2 | 28×28×192 | 0 | | | | | | | | |
| inception（3a） | | 28×28×256 | 2 | 64 | 96 | 128 | 16 | 32 | 32 | 159k | 128M |
| inception（3b） | | 28×28×480 | 2 | 128 | 128 | 192 | 32 | 96 | 64 | 380k | 304M |
| 最大池化 | 3×3/2 | 14×14×480 | 0 | | | | | | | | |
| inception（4a） | | 14×14×512 | 2 | 192 | 96 | 208 | 16 | 48 | 64 | 364k | 73M |
| inception（4b） | | 14×14×512 | 2 | 160 | 112 | 224 | 24 | 64 | 64 | 437k | 88M |
| inception（4c） | | 14×14×512 | 2 | 128 | 128 | 256 | 24 | 64 | 64 | 463k | 100M |
| inception（4d） | | 14×14×528 | 2 | 112 | 144 | 288 | 32 | 64 | 64 | 580k | 119M |
| inception（4e） | | 14×14×832 | 2 | 256 | 160 | 320 | 32 | 128 | 128 | 840k | 170M |
| 最大池化 | 3×3/2 | 7×7×832 | 0 | | | | | | | | |
| inception（5a） | | 7×7×832 | 2 | 256 | 160 | 320 | 32 | 128 | 128 | 1072k | 54M |
| inception（5b） | | 7×7×1024 | 2 | 384 | 192 | 384 | 48 | 128 | 128 | 1388k | 71M |
| 平均池化 | 7×7/1 | 1×1×1024 | 0 | | | | | | | | |
| 退出（40%） | | 1×1×1024 | 0 | | | | | | | | |
| 线性 | | 1×1×1000 | 1 | | | | | | | 1000k | 1M |
| softmax | | 1×1×1000 | 0 | | | | | | | | |

下面通过程序完成模型搭建，这里使用 Inception 系列模型中的 Inception V3 模型，该模型具有 6 种基本的结构，为 Inception A～Inception E。

Inception A 模块结构图如图 8.2 所示。

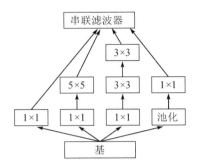

图 8.2　Inception A 模块结构图

程序如下：

```
1.  class InceptionA(nn.Module):
2.
3.      def __init__(self, in_channels, pool_features):
4.          super(InceptionA, self).__init__()
5.          self.branch1x1 = BasicConv2d(in_channels, 64, kernel_size=1)
6.
7.          self.branch5x5_1 = BasicConv2d(in_channels, 48, kernel_size=1)
8.          self.branch5x5_2 = BasicConv2d(48, 64, kernel_size=5, padding=2)
9.
10.         self.branch3x3dbl_1 = BasicConv2d(in_channels, 64, kernel_size=1)
11.         self.branch3x3dbl_2 = BasicConv2d(64, 96, kernel_size=3, padding=1)
12.         self.branch3x3dbl_3 = BasicConv2d(96, 96, kernel_size=3, padding=1)
13.
14.         self.branch_pool = BasicConv2d(in_channels, pool_features, kernel_size=1)
15.
16.     def forward(self, x):
17.         branch1x1 = self.branch1x1(x)
18.
19.         branch5x5 = self.branch5x5_1(x)
20.         branch5x5 = self.branch5x5_2(branch5x5)
21.
22.         branch3x3dbl = self.branch3x3dbl_1(x)
23.         branch3x3dbl = self.branch3x3dbl_2(branch3x3dbl)
24.         branch3x3dbl = self.branch3x3dbl_3(branch3x3dbl)
25.
26.         branch_pool = F.avg_pool2d(x, kernel_size=3, stride=1, padding=1)
27.         branch_pool = self.branch_pool(branch_pool)
```

```
28.
29.         outputs = [branch1x1, branch5x5, branch3x3dbl, branch_pool]
30.         return torch.cat(outputs, 1)
```

Inception B 模块结构图如图 8.3 所示。

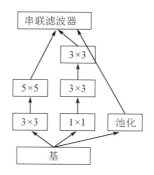

图 8.3　Inception B 模块结构图

程序如下：

```
1.  class InceptionB(nn.Module):
2.
3.      def __init__(self, in_channels):
4.          super(InceptionB, self).__init__()
5.          self.branch3x3 = BasicConv2d(in_channels, 384, kernel_size=3, stride=2)
6.
7.          self.branch3x3dbl_1 = BasicConv2d(in_channels, 64, kernel_size=1)
8.          self.branch3x3dbl_2 = BasicConv2d(64, 96, kernel_size=3, padding=1)
9.          self.branch3x3dbl_3 = BasicConv2d(96, 96, kernel_size=3, stride=2)
10.
11.     def forward(self, x):
12.         branch3x3 = self.branch3x3(x)
13.
14.         branch3x3dbl = self.branch3x3dbl_1(x)
15.         branch3x3dbl = self.branch3x3dbl_2(branch3x3dbl)
16.         branch3x3dbl = self.branch3x3dbl_3(branch3x3dbl)
17.
18.         branch_pool = F.max_pool2d(x, kernel_size=3, stride=2)
19.
20.         outputs = [branch3x3, branch3x3dbl, branch_pool]
21.         return torch.cat(outputs, 1)
```

Inception C 模块结构图如图 8.4 所示。

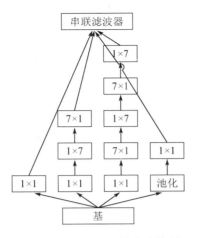

图 8.4　Inception C 模块结构图

程序如下：

```
1.  class InceptionC(nn.Module):
2.
3.      def __init__(self, in_channels, channels_7x7):
4.          super(InceptionC, self).__init__()
5.          self.branch1x1 = BasicConv2d(in_channels, 192, kernel_size=1)
6.
7.          c7 = channels_7x7
8.          self.branch7x7_1 = BasicConv2d(in_channels, c7, kernel_size=1)
9.          self.branch7x7_2 = BasicConv2d(c7, c7, kernel_size=(1, 7), padding=(0, 3))
10.         self.branch7x7_3 = BasicConv2d(c7, 192, kernel_size=(7, 1), padding=(3, 0))
11.
12.         self.branch7x7dbl_1 = BasicConv2d(in_channels, c7, kernel_size=1)
13.         self.branch7x7dbl_2 = BasicConv2d(c7, c7, kernel_size=(7, 1), padding=(3, 0))
14.         self.branch7x7dbl_3 = BasicConv2d(c7, c7, kernel_size=(1, 7), padding=(0, 3))
15.         self.branch7x7dbl_4 = BasicConv2d(c7, c7, kernel_size=(7, 1), padding=(3, 0))
16.         self.branch7x7dbl_5 = BasicConv2d(c7, 192, kernel_size=(1, 7), padding=(0, 3))
17.
18.         self.branch_pool = BasicConv2d(in_channels, 192, kernel_size=1)
19.
20.     def forward(self, x):
21.         branch1x1 = self.branch1x1(x)
22.
```

```
23.        branch7x7 = self.branch7x7_1(x)
24.        branch7x7 = self.branch7x7_2(branch7x7)
25.        branch7x7 = self.branch7x7_3(branch7x7)
26.
27.        branch7x7dbl = self.branch7x7dbl_1(x)
28.        branch7x7dbl = self.branch7x7dbl_2(branch7x7dbl)
29.        branch7x7dbl = self.branch7x7dbl_3(branch7x7dbl)
30.        branch7x7dbl = self.branch7x7dbl_4(branch7x7dbl)
31.        branch7x7dbl = self.branch7x7dbl_5(branch7x7dbl)
32.
33.        branch_pool = F.avg_pool2d(x, kernel_size=3, stride=1, padding=1)
34.        branch_pool = self.branch_pool(branch_pool)
35.
36.        outputs = [branch1x1, branch7x7, branch7x7dbl, branch_pool]
37.        return torch.cat(outputs, 1)
```

Inception D 模块结构图如图 8.5 所示。

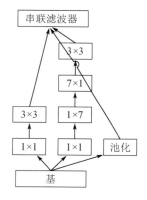

图 8.5　Inception D 模块结构图

程序如下：

```
1.  class InceptionD(nn.Module):
2.
3.      def __init__(self, in_channels):
4.          super(InceptionD, self).__init__()
5.          self.branch3x3_1 = BasicConv2d(in_channels, 192, kernel_size=1)
6.          self.branch3x3_2 = BasicConv2d(192, 320, kernel_size=3, stride=2)
7.
8.          self.branch7x7x3_1 = BasicConv2d(in_channels, 192, kernel_size=1)
9.          self.branch7x7x3_2 = BasicConv2d(192, 192, kernel_size=(1, 7), padding=(0, 3))
10.         self.branch7x7x3_3 = BasicConv2d(192, 192, kernel_size=(7, 1), padding=(3, 0))
11.         self.branch7x7x3_4 = BasicConv2d(192, 192, kernel_size=3, stride=2)
```

```
12.
13.     def forward(self, x):
14.         branch3x3 = self.branch3x3_1(x)
15.         branch3x3 = self.branch3x3_2(branch3x3)
16.
17.         branch7x7x3 = self.branch7x7x3_1(x)
18.         branch7x7x3 = self.branch7x7x3_2(branch7x7x3)
19.         branch7x7x3 = self.branch7x7x3_3(branch7x7x3)
20.         branch7x7x3 = self.branch7x7x3_4(branch7x7x3)
21.
22.         branch_pool = F.max_pool2d(x, kernel_size=3, stride=2)
23.         outputs = [branch3x3, branch7x7x3, branch_pool]
24.         return torch.cat(outputs, 1)
```

Inception E 模块结构图如图 8.6 所示。

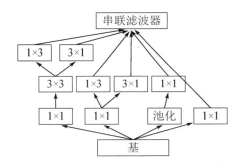

图 8.6　Inception E 模块结构图

程序如下：

```
1.  class InceptionE(nn.Module):
2.
3.      def __init__(self, in_channels):
4.          super(InceptionE, self).__init__()
5.          self.branch1x1 = BasicConv2d(in_channels, 320, kernel_size=1)
6.
7.          self.branch3x3_1 = BasicConv2d(in_channels, 384, kernel_size=1)
8.          self.branch3x3_2a = BasicConv2d(384, 384, kernel_size=(1, 3), padding=(0, 1))
9.          self.branch3x3_2b = BasicConv2d(384, 384, kernel_size=(3, 1), padding=(1, 0))
10.
11.         self.branch3x3dbl_1 = BasicConv2d(in_channels, 448, kernel_size=1)
12.         self.branch3x3dbl_2 = BasicConv2d(448, 384, kernel_size=3, padding=1)
13.         self.branch3x3dbl_3a = BasicConv2d(384, 384, kernel_size=(1, 3), padding=(0, 1))
```

```
14.         self.branch3x3dbl_3b = BasicConv2d(384, 384, kernel_size=(3, 1),
padding=(1, 0))
15.
16.         self.branch_pool = BasicConv2d(in_channels, 192, kernel_size=1)
17.
18.     def forward(self, x):
19.         branch1x1 = self.branch1x1(x)
20.
21.         branch3x3 = self.branch3x3_1(x)
22.         branch3x3 = [
23.             self.branch3x3_2a(branch3x3),
24.             self.branch3x3_2b(branch3x3),
25.         ]
26.         branch3x3 = torch.cat(branch3x3, 1)
27.
28.         branch3x3dbl = self.branch3x3dbl_1(x)
29.         branch3x3dbl = self.branch3x3dbl_2(branch3x3dbl)
30.         branch3x3dbl = [
31.             self.branch3x3dbl_3a(branch3x3dbl),
32.             self.branch3x3dbl_3b(branch3x3dbl),
33.         ]
34.         branch3x3dbl = torch.cat(branch3x3dbl, 1)
35.
36.         branch_pool = F.avg_pool2d(x, kernel_size=3, stride=1, padding=1)
37.         branch_pool = self.branch_pool(branch_pool)
38.
39.         outputs = [branch1x1, branch3x3, branch3x3dbl, branch_pool]
40.         return torch.cat(outputs, 1)
```

在GoogLeNet中，GoogLeNet作者认为中间层的特征将有利于提高最终层的判断力，所以在模型的中间层使用了辅助分类器。程序如下：

```
1.  class InceptionAux(nn.Module):
2.
3.      def __init__(self, in_channels, num_classes):
4.          super(InceptionAux, self).__init__()
5.          self.conv0 = BasicConv2d(in_channels, 128, kernel_size=1)
6.          self.conv1 = BasicConv2d(128, 768, kernel_size=5)
7.          self.conv1.stddev = 0.01
8.          self.fc = nn.Linear(768, num_classes)
9.          self.fc.stddev = 0.001
10.
11.     def forward(self, x):
12.         # 17 x 17 x 768
13.         x = F.avg_pool2d(x, kernel_size=5, stride=3)
14.         # 5 x 5 x 768
```

```
15.        x = self.conv0(x)
16.        # 5 x 5 x 128
17.        x = self.conv1(x)
18.        # 1 x 1 x 768
19.        x = x.view(x.size(0), -1)
20.        # 768
21.        x = self.fc(x)
22.        # 1000
23.        return x
```

通过上述基本模块的搭建，我们最终得到 Inception V3，程序如下：

```
1.  def inception_v3(pretrained=False, **kwargs):
2.      if pretrained:
3.          if 'transform_input' not in kwargs:
4.              kwargs['transform_input'] = True
5.          model = Inception3(**kwargs)
6.          model.load_state_dict(model_zoo.load_url(model_urls['inception_v3_google']))
7.          return model
8.
9.      return Inception3(**kwargs)
10.
11.
12. class Inception3(nn.Module):
13.
14.     def __init__(self, num_classes=1000, aux_logits=True, transform_input=False):
15.         super(Inception3, self).__init__()
16.         self.aux_logits = aux_logits
17.         self.transform_input = transform_input
18.         self.Conv2d_1a_3x3 = BasicConv2d(3, 32, kernel_size=3, stride=2)
19.         self.Conv2d_2a_3x3 = BasicConv2d(32, 32, kernel_size=3)
20.         self.Conv2d_2b_3x3 = BasicConv2d(32, 64, kernel_size=3, padding=1)
21.         self.Conv2d_3b_1x1 = BasicConv2d(64, 80, kernel_size=1)
22.         self.Conv2d_4a_3x3 = BasicConv2d(80, 192, kernel_size=3)
23.         self.Mixed_5b = InceptionA(192, pool_features=32)
24.         self.Mixed_5c = InceptionA(256, pool_features=64)
25.         self.Mixed_5d = InceptionA(288, pool_features=64)
26.         self.Mixed_6a = InceptionB(288)
27.         self.Mixed_6b = InceptionC(768, channels_7x7=128)
28.         self.Mixed_6c = InceptionC(768, channels_7x7=160)
29.         self.Mixed_6d = InceptionC(768, channels_7x7=160)
30.         self.Mixed_6e = InceptionC(768, channels_7x7=192)
31.         if aux_logits:
32.             self.AuxLogits = InceptionAux(768, num_classes)
33.         self.Mixed_7a = InceptionD(768)
34.         self.Mixed_7b = InceptionE(1280)
```

```python
35.        self.Mixed_7c = InceptionE(2048)
36.        self.fc = nn.Linear(2048, num_classes)
37.
38.        for m in self.modules():
39.            if isinstance(m, nn.Conv2d) or isinstance(m, nn.Linear):
40.                import scipy.stats as stats
41.                stddev = m.stddev if hasattr(m, 'stddev') else 0.1
42.                X = stats.truncnorm(-2, 2, scale=stddev)
43.                values = torch.Tensor(X.rvs(m.weight.data.numel()))
44.                m.weight.data.copy_(values)
45.            elif isinstance(m, nn.BatchNorm2d):
46.                m.weight.data.fill_(1)
47.                m.bias.data.zero_()
48.
49.    def forward(self, x):
50.        if self.transform_input:
51.            x = x.clone()
52.            x[:, 0] = x[:, 0] * (0.229 / 0.5) + (0.485 - 0.5) / 0.5
53.            x[:, 1] = x[:, 1] * (0.224 / 0.5) + (0.456 - 0.5) / 0.5
54.            x[:, 2] = x[:, 2] * (0.225 / 0.5) + (0.406 - 0.5) / 0.5
55.        # 299 x 299 x 3
56.        x = self.Conv2d_1a_3x3(x)
57.        # 149 x 149 x 32
58.        x = self.Conv2d_2a_3x3(x)
59.        # 147 x 147 x 32
60.        x = self.Conv2d_2b_3x3(x)
61.        # 147 x 147 x 64
62.        x = F.max_pool2d(x, kernel_size=3, stride=2)
63.        # 73 x 73 x 64
64.        x = self.Conv2d_3b_1x1(x)
65.        # 73 x 73 x 80
66.        x = self.Conv2d_4a_3x3(x)
67.        # 71 x 71 x 192
68.        x = F.max_pool2d(x, kernel_size=3, stride=2)
69.        # 35 x 35 x 192
70.        x = self.Mixed_5b(x)
71.        # 35 x 35 x 256
72.        x = self.Mixed_5c(x)
73.        # 35 x 35 x 288
74.        x = self.Mixed_5d(x)
75.        # 35 x 35 x 288
76.        x = self.Mixed_6a(x)
77.        # 17 x 17 x 768
78.        x = self.Mixed_6b(x)
79.        # 17 x 17 x 768
```

```
80.         x = self.Mixed_6c(x)
81.         # 17 x 17 x 768
82.         x = self.Mixed_6d(x)
83.         # 17 x 17 x 768
84.         x = self.Mixed_6e(x)
85.         # 17 x 17 x 768
86.         if self.training and self.aux_logits:
87.             aux = self.AuxLogits(x)
88.         # 17 x 17 x 768
89.         x = self.Mixed_7a(x)
90.         # 8 x 8 x 1280
91.         x = self.Mixed_7b(x)
92.         # 8 x 8 x 2048
93.         x = self.Mixed_7c(x)
94.         # 8 x 8 x 2048
95.         x = F.avg_pool2d(x, kernel_size=8)
96.         # 1 x 1 x 2048
97.         x = F.dropout(x, training=self.training)
98.         # 1 x 1 x 2048
99.         x = x.view(x.size(0), -1)
100.        # 2048
101.        x = self.fc(x)
102.        # 1000 (num_classes)
103.        if self.training and self.aux_logits:
104.            return x, aux
105.        return x
```

### 8.3.2 模型训练

搭建模型后,对模型的训练过程进行程序搭建。模型的训练过程实际上就是一个循环过程,模型每训练一轮,循环则执行一次,数据也将被传送进模型一次。在设定训练循环之前,需要对训练时的优化器进行定义,以及对前面搭建的模型进行调用,程序如下。

```
1.  # 模型定义
2.  model = Inception3(pretrained=True)
3.  # 优化器定义
4.  optimizer       =       torch.optim.Adam(filter(lambda       p:p.requires_grad,
model.parameters()), lr=lr)
5.  # 损失函数定义
6.  loss = nn.CrossEntropyLoss()
```

在优化器定义中,使用了较为通用的 Adam 优化器,它能够更快地帮助我们的模型达到最高的精度。在优化器中,我们除了需要定义要训练的模型参数,还需要定义训练时的学习率。在模型的训练过程中,学习率表示的是模型的"训练步长",设置一个好的学习率有利于帮助模型更快地达到良好的效果。学习率在训练模型过程中是一个重要的超参数。

损失函数使用的是交叉熵损失函数，该函数在分类任务中经常被调用，是最为通用的分类损失函数，该损失函数为

$$L[Y,P(Y|X)] = -\log P(Y|X) = -\frac{1}{N}\sum_{i=1}^{N}\sum_{j=1}^{M}y_{ij}\log p_{ij}$$

接下来，开始编写训练循环程序。在训练循环的过程中，需要对训练轮数进行定义，即程序中的 total_epoch，它表示训练的总轮数。为了能够可视化训练的过程，了解模型在训练过程中对于任务的学习程度，定义了损失变量和精度变量。

```
1.  # 定义训练轮数
2.  for epoch in range(pre_epoch, total_epoch):
3.      print("epoch{}/{}".format(epoch, total_epoch))
4.      print("_" * 10)
5.      # 开始训练
6.      sum_loss = 0.0
7.      accuracy = 0.0
```

在模型训练过程中，由于模型的计算量比较大，因此往往会对一次输入模型的数据量进行规定，即 batch_size。该超参数表示每次输入模型中的参数量，当该超参数定义过大时，模型训练的稳健性较好，但是不容易训练；而当该超参数定义过小时，模型训练的稳健性较差，但是模型收敛速度较快。因此，设定一个适中的数值是得到好的训练结果的基础。

```
1.      total = 0
2.      for i, data in enumerate(data_loader["train"]):
3.          image, label = data
```

在模型训练过程中，往往使用显卡对模型进行训练。通过使用显卡训练模型，能够加快模型的训练速度、提高模型的训练精度。其中，主要通过 CUDA 模块对训练进行加速。CUDA（Compute Unified Device Architecture）是一种由显卡厂商 NVIDIA 推出的通用并行计算架构，该架构使 GPU 能够解决复杂的计算问题。它包含 CUDA 指令集架构（ISA）及 GPU 内部的并行计算引擎。

在程序中，以如下的形式决定是否选择使用显卡进行模型训练。

```
1.          if use_cuda:
2.              image, label = image.to(device), label.to(device)
3.          else:
4.              image, label = image, label
```

在通过程序得到数据后，我们对模型的正向传播与反向传播进行定义。在正向传播过程中，我们需要将输入的数据传输到模型中，通过模型分类头得到分类向量，通过将分类向量输入损失函数中，得到当前训练轮数的训练损失。

```
1.          # 正向传播
2.          label_prediction = model(image)
```

```
3.        _, prediction = torch.max(label_prediction.data, 1)
4.        total += label.size(0)
5.        current_loss = loss(label_prediction, label)
```

通过正向传播得到训练损失后，模型优化器会通过梯度下降的方法，对模型中的权重参数进行改变，使模型朝着损失减小的方向优化，这也是反向传播的过程，即模型根据后端损失函数的变化，从后向前改变模型参数的过程。

```
1.    # 反向传播
2.    optimizer.zero_grad()
3.    current_loss.backward()
4.    optimizer.step()
5.    sum_loss += current_loss.item()
6.    accuracy += torch.sum(prediction == label.data)
7.  with torch.no_grad():
8.    accuracy = 0
9.    total = 0
10.   for data in data_loader_image["validation_set"]:
11.       model.eval()
12.       image, label = data
13.       if use_cuda:
14.           image, label = image.to(device), label.to(device)
15.       else:
16.           image, label = image, label
17.       label_prediction = model(image)
18.       _, prediction = torch.max(label_prediction.data, 1)
19.       total += label.size(0)
20.       accuracy += torch.sum(prediction == label.data)
21.       # 输出测试集准确率
22.       print("test accuracy:{:.4f}%".format(100 * accuracy / total))
23.       acc = 100. * accuracy / total
```

通过上述程序，可以实现针对通过 OCTA 图像在高血压疾病上诊断的模型训练，采用迁移学习的方法弥补了数据量较少的不足，最终输出的测试集准确率最好的权重为我们想要得到的理想诊断模型。

## 8.4 OCTA 糖尿病案例评价

在模型训练后，对最优的几个模型权重进行评价，采用不同的评价指标结合不同的情况对模型进行评价。

以下指标用于评估模型的诊断性能：准确率（Acc）、敏感度（SE）、特异性（SP）、精确率（$P$）、召回率（$R$）和 $F_1$ 分数。

真阳性（TP）表示正确预测糖尿病患者 OCTA 图像的模型；真阴性（TN）表示正确预

测正常对照组 OCTA 图像的模型；假阳性（FP）表示错误地将正常人的 OCTA 图像预测为糖尿病患者的模型；假阴性（FN）表示错误地将糖尿病患者的 OCTA 图像预测为正常人的模型。

在本案例中，我们希望模型的召回率能够较高，因为结合真实的疾病诊断场景，我们需要模型能够尽可能诊断出糖尿病，避免出现漏判的情况。

评价指标生成程序如下：

```
1.  model.eval()
2.  with torch.no_grad():
3.      output = torch.squeeze(model(img.to(device))).cpu()
4.      predict = torch.softmax(output, dim=0)
5.      predict_cla = torch.argmax(predict).item()
6.      if predict_cla == 0 and target == 0:
7.          TP += 1
8.      if predict_cla == 1 and target == 1:
9.          TN += 1
10.     if predict_cla == 0 and target == 1:
11.         FP += 1
12.         print(str(imgs_path) + " " + str(file) + " is predicted wrong")
13.     if predict_cla == 1 and target == 0:
14.         FN += 1
15.         print(str(imgs_path) + " " + str(file) + " is predicted wrong")
16. i += 1
17. if i % 200 == 0:
18.     P = TP / (TP + FP + esp)
19.     R = TP / (TP + FN + esp)
20.     F1 = 2 * P * R / (P + R + esp)
21.     acc = (TP + TN) / (TP + TN + FP + FN + esp)
22.     print(f"精确率为：{P}\n")
23.     print(f"召回率为：{R}\n")
24.     print(f"F1 分数为：{F1}\n")
25.     print(f"准确率为：{acc}")
26. P = TP / (TP + FP + esp)
27. R = TP / (TP + FN + esp)
28. F1 = 2 * P * R / (P + R + esp)
29. acc = (TP + TN) / (TP + TN + FP + FN + esp)
30. print("结果汇总\n")
31. print(f"精确率为：{P}\n")
32. print(f"召回率为：{R}\n")
33. print(f"F1 分数为：{F1}\n")
34. print(f"准确率为：{acc}")
```

## 本章小结

本章首先通过 OCTA 图像诊断糖尿病的案例，对前面章节的内容进行了综合的运用，对案例的研究意义及背景进行了介绍，说明了训练的目的，为后续实验评价的需求打下了基础；然后对案例中使用的 OCTA 数据集进行了介绍，对数据集的特点进行了简单的描述，为数据预处理的方式打下了基础；最后对模型的架构及训练的流程进行了搭建，介绍了案例的评价指标。

## 习题 8

1. 为什么 OCTA 的出现有利于糖尿病的诊断？
2. 为什么选择 80%的数据作为训练集，20%的数据作为测试集？
3. 尝试说出 3 种除 Adam 外的优化器。
4. 尝试复现本章中案例的实现。

# 第 9 章

# 基于胸部 CT 的肺部疾病智能诊断

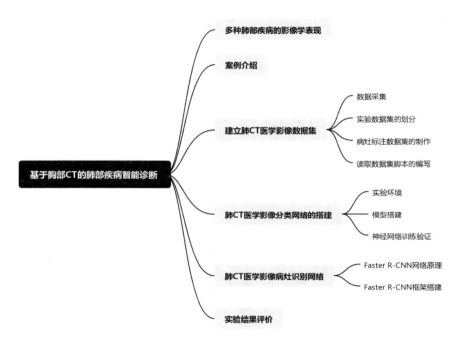

## 本章导读

通过 CT 手段对问诊患者进行肺部图像信息获取与分析是现阶段肺部检查的主要措施。利用计算机协助医生进行检测和分类肺部图像,能够减少影像科医生的工作量。本章主要介绍多种肺部疾病的影像学表现,通过几种肺部疾病的 CT 影像诊断病例,搭建肺 CT 医学影像辅助诊断系统,实现对肺钙化、肺癌、肺炎、肺结节、肺结核 5 种常见肺部疾病的分类和病灶标注。

## 本章要点

- 肺部疾病的影像学表现。
- 模型的设计方法。
- 评价指标的设计实现。

## 9.1 多种肺部疾病的影像学表现

肺部疾病的影像学表现极其复杂多变，从影像学表现诊断难度很大，影像诊断无限接近病理也是医生的追求目标。肺部影像可诊断多种疾病，但是只有根据医生丰富的经验与知识储备才能通过 CT 影像正确诊断是哪一种疾病。

### 1．慢性肺炎

慢性肺炎的特点是周期性复发和恶化，呈波浪形。由于病变的时期、年龄和个体的不同，症状多种多样。在静止期体温正常，无明显体征，几乎没有咳嗽，但在跑步和上楼时容易气喘。在恶化期常伴有肺功能不全，出现发绀和呼吸困难，并由于肺活量和呼吸储备减少及屏气时间缩短等，引起过度通气的外呼吸功能障碍。恶化后好转很缓慢，经常咳痰，甚至出现面部浮肿、发绀、胸廓变形和杵状指、趾。由于肺气肿、肺功能不全而引起肺循环阻力增高，肺动脉压力增高，右心负担加重，可在半年至两年内发生肺原性心脏病；还可能有肝功能障碍，白细胞增加，血沉中度增快。

CT 显示在两肺中下野及肺门区肺纹理可呈蜂窝状，出现小泡性肺气肿，同时还可伴有实质性炎症病灶。两侧肺门阴影可见对称性增大。随病变的发展还可发生支气管扩张、右心室肥大及肺动脉段突出等肺源性心脏病的 X 射线征象。慢性肺炎 CT 胸片如图 9.1 所示。

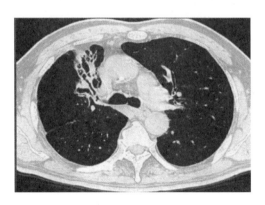

图 9.1 慢性肺炎 CT 胸片

### 2．肺炎性假瘤

肺炎性假瘤患者多数年龄在 50 岁以下，女性多于男性。1/3 的患者没有临床症状，仅偶然在 X 射线检查时发现，2/3 的患者有慢性支气管炎、肺炎、肺化脓症的病史，以及相应的临床症状，如咳嗽、咳痰、低热，部分患者还有胸痛、血痰，甚至咯血，但咯血量一般较少。肺炎性假瘤 CT 胸片如图 9.2 所示。

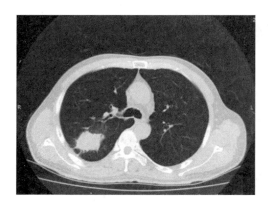

图 9.2 肺炎性假瘤 CT 胸片

### 3．肺结核

肺结核的常见 CT 表现包括：纤维钙化的硬结病灶，表现为密度较高、边缘清晰的斑点、条索或结节；浸润性病灶，表现为密度较低、边缘模糊的云雾状阴影；干酪样病灶，表现为密度较高、浓淡不一，有环形边界透光区的空洞等。肺结核病灶通常在肺上部、单侧或双侧，存在时间较长，且有多种不同性质的病灶混合存在及肺内播散迹象。肺结核 CT 胸片如图 9.3 所示。

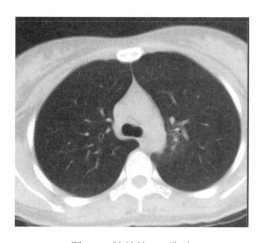

图 9.3 肺结核 CT 胸片

### 4．错构瘤

错构瘤是指机体某一器官内正常组织在发育过程中出现错误的组合、排列，因而导致的类瘤样畸形。错构瘤 CT 胸片如图 9.4 所示。

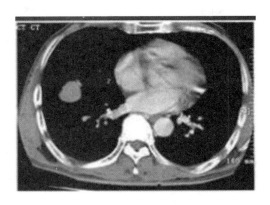

图 9.4　错构瘤 CT 胸片

### 5. 腺瘤（良性或低恶性）

腺瘤，即腺上皮发生的良性肿瘤，见于乳腺、垂体、甲状腺、卵巢等内分泌腺和胃、肠、肝等处；发育缓慢，形成局限性结节，表面呈息肉状或乳头状。腺瘤由与正常腺细胞类似的立方上皮或柱状上皮细胞构成。细胞排列也很规整，以其固有膜与周围的结缔组织间形成明显的分界，但缺少排泄管形成或异常分泌等，表明在构造和功能方面多少有些异型性。腺瘤 CT 胸片如图 9.5 所示。

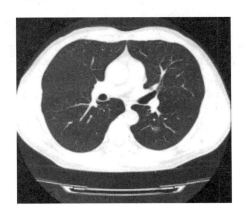

图 9.5　腺瘤 CT 胸片

### 6. 原发性支气管肺癌

原发性支气管肺癌的临床表现与其部位、大小、类型、发展的阶段、有无并发症或转移有密切关系。其主要症状包括以下几方面。

1）由原发肿瘤引起的症状。

（1）咳嗽。咳嗽为常见的早期症状。

（2）咯血。

（3）喘鸣。

(4)胸闷、气急。

(5)体重下降。消瘦为肿瘤的常见症状之一。

(6)发热。一般肿瘤可因坏死引起发热,多数发热是肿瘤引起的继发性肺炎所致的,抗生素药物治疗疗效不佳。

2)由肿瘤局部扩展引起的症状。

(1)胸痛。

(2)呼吸困难。

(3)咽下困难。

(4)声音嘶哑。

原发性支气管肺癌 CT 胸片如图 9.6 所示。

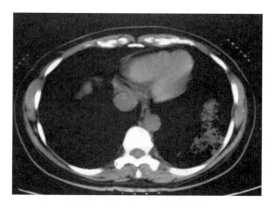

图 9.6　原发性支气管肺癌 CT 胸片

### 7. 原发性肺肉瘤

原发性肺肉瘤(PSC)是一种非常少见的、具有较强侵袭性的肺恶性上皮肿瘤,其发病率低,侵袭性强,预后差,术后易复发,临床表现无特异性。原发性肺肉瘤 CT 胸片如图 9.7 所示。

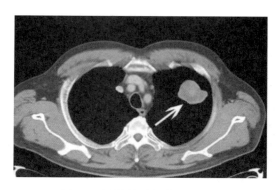

图 9.7　原发性肺肉瘤 CT 胸片

## 8. 肺转移瘤

肺转移瘤是指原发于其他部位的恶性肿瘤经血液或淋巴液转移到肺脏组织。死于恶性肿瘤的患者中，20%~30%有肺转移。肺转移发生的时间长短不一，少数肺转移瘤比原发肿瘤更早发现。原发恶性肿瘤多来自乳腺、骨骼、消化道和泌尿生殖系统。肺转移瘤多为两肺多发性病灶，大小不一，密度均匀，目前尚无有效的治疗方法，肺内单个转移病灶可考虑外科治疗。肺转移瘤 CT 胸片如图 9.8 所示。

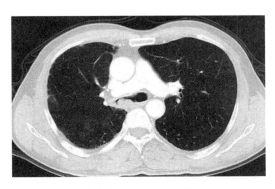

图 9.8　肺转移瘤 CT 胸片

## 9. 肺血吸虫病

肺血吸虫病是由于血吸虫的童虫、成虫在肺内移行、发育、寄生，或其虫卵在肺组织内沉着，引起的以肺内炎症、脓肿、肉芽肿、假结核等为主要表现的病变，也是常见的异位血吸虫病。肺血吸虫病临床上除一般血吸虫病症状外，常表现为发热、咳嗽、咳痰、咯血、胸痛或哮喘等呼吸道症状。

CT 胸片表现：大多有明确的肺实质性改变，可见肺纹理增加，片状阴影，粟粒状改变，肺门阴影增大等。早期两肺纹理增强，继而两肺出现散在性点状浸润，边缘模糊，以中下部肺野居多。随着病情发展，肺部阴影趋于致密，并有互相融合的倾向，形似支气管肺炎。在虫卵死亡后，周围组织反应消失，病变逐渐吸收缩小，边缘转为清晰整齐，遗留点状阴影，与粟粒状肺结核的表现相似，之后点状阴影逐渐减少，有时可见钙化现象。典型 X 射线病变一般在 3~6 个月内逐渐消失。肺血吸虫病 CT 胸片如图 9.9 所示。

## 10. 肺隔离症

肺隔离症是指一种少见的先天性肺发育畸形，由异常体循环动脉供血的部分肺组织形成囊性肿块，这部分肺组织可与支气管相通，造成反复发作的局限性感染，不相通时则不会出现任何呼吸道症状，又称为支气管肺隔离症。临床特点为存在异常动脉供血。本病治疗方法主要是手术切除病变肺组织。肺隔离症 CT 胸片如图 9.10 所示。

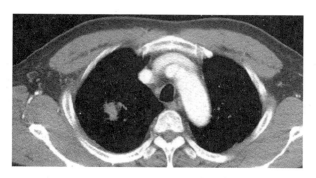

图 9.9　肺血吸虫病 CT 胸片

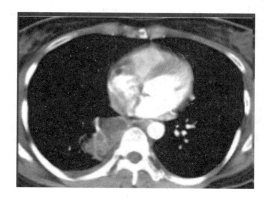

图 9.10　肺隔离症 CT 胸片

**11．肺动静脉瘘**

肺动静脉瘘为先天性肺血管畸形。血管扩大纡曲或形成海绵状血管瘤，肺动脉血液不经过肺泡直接流入肺静脉，肺动脉与静脉直接相通形成短路。另外，本病有家族性，与遗传因素有关，如遗传性出血性毛细血管扩张症。肺动静脉瘘 CT 胸片如图 9.11 所示。

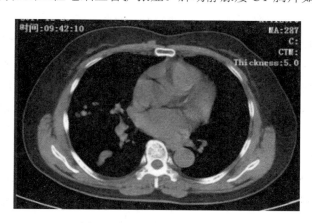

图 9.11　肺动静脉瘘 CT 胸片

## 12. 大叶性肺炎

大叶性肺炎主要是由肺炎链球菌感染引起的，病变起始于肺泡，并迅速扩展至整个或多个大叶的肺的纤维素性炎；多见于青壮年，临床表现为骤然起病、寒战高烧、胸痛、咳嗽、吐铁锈色痰、呼吸困难，并有肺实变体征及白细胞增高等。大叶性肺炎 CT 胸片如图 9.12 所示。

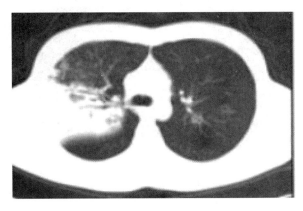

图 9.12　大叶性肺炎 CT 胸片

## 13. 小叶性肺炎

小叶性肺炎主要由化脓菌感染引起，病变起始于细支气管，并向周围或末梢肺组织发展，形成以肺小叶为单位、呈灶状散布的肺化脓性炎。因其病变以支气管为中心故又称为支气管肺炎，主要发生于小儿和年老体弱者。小叶性肺炎 CT 胸片如图 9.13 所示。

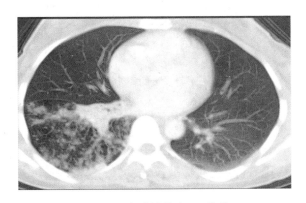

图 9.13　小叶性肺炎 CT 胸片

## 14. 病毒性肺炎

病毒性肺炎常常因上呼吸道病毒感染向下蔓延所致。患者多为儿童，症状轻、重不等，但婴幼儿和老年患者病情较重。一般多为散发，偶可酿成流行。引起肺炎的病毒种类较多，常见的是流感病毒，还有呼吸道合胞病毒、腺病毒、副流感病毒、麻疹病毒、巨细胞病毒等，也可由一种以上病毒混合感染并可继发细菌感染。病毒性肺炎的病情、病变类型及严重程度常有很大的差别。病毒性肺炎 CT 胸片如图 9.14 所示。

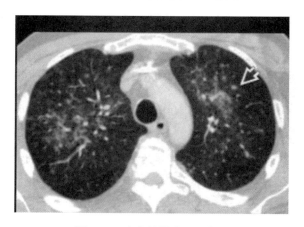

图 9.14　病毒性肺炎 CT 胸片

### 15．过敏性肺炎

过敏性肺炎是一组由不同致敏原引起的非哮喘性变应性肺疾患，以弥漫性间质炎为病理特征。它是由于吸入含有真菌孢子、细菌产物、动物蛋白质或昆虫抗原的有机尘埃微粒所引起的过敏反应。过敏性肺炎 CT 胸片如图 9.15 所示。

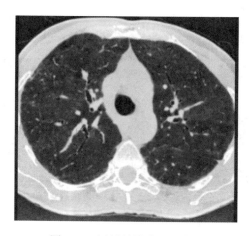

图 9.15　过敏性肺炎 CT 胸片

### 16．间质性肺炎

间质性肺炎是多种原因引起的肺间质炎性和纤维化疾病，病变主要侵犯肺间质和肺泡腔，包括肺泡上皮细胞、毛细血管内皮细胞、基底膜及血管、淋巴管周围的组织，最终引起肺间质的纤维化,导致肺泡-毛细血管功能的丧失。间质性肺炎 CT 胸片如图 9.16 所示。

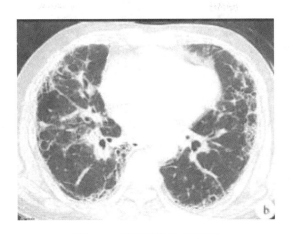

图 9.16　间质性肺炎 CT 胸片

17. 支原体肺炎

支原体肺炎是由肺炎支原体引起的一种间质性肺炎,主要以干咳为主,治疗首选大环内酯类抗生素,但少部分病情较为严重者需要积极处理。支原体肺炎 CT 胸片如图 9.17 所示。

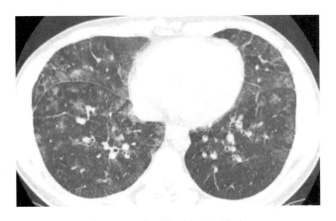

图 9.17　支原体肺炎 CT 胸片

18. 放射性肺炎

放射性肺炎是由于肺癌、乳腺癌、食管癌、恶性淋巴瘤或胸部其他恶性肿瘤经放射治疗后,在放射野内的正常肺组织受到损伤而引起的炎症反应。轻者无症状,炎症可自行消散;重者肺脏发生广泛纤维化,导致呼吸功能损害,甚至呼吸衰竭。放射性肺炎 CT 胸片如图 9.18 所示。

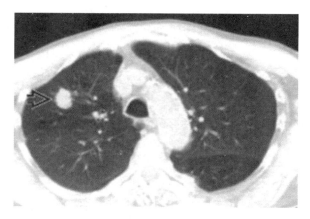

图9.18　放射性肺炎CT胸片

19．吸入性肺炎

吸入性肺炎是液体、颗粒性物质或分泌物进入下气道的病理后果。吸入性肺炎CT胸片如图9.19所示。

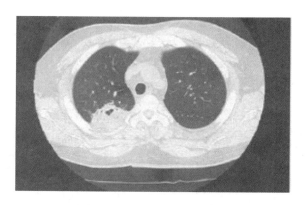

图9.19　吸入性肺炎CT胸片

## 9.2　案例介绍

随着计算机运算速度的加快、处理数据能力的飞速提升和相关配套硬件的不断升级，大量的计算机成像技术被应用到医学研究领域，如计算机断层摄影（CT）、正电子放射层析成像（PET）、DSA、MRISPECT、超声波等技术，这些先进的诊疗技术在提供大量有价值的诊疗信息的同时丰富了医生的诊断技术、提高了国民享受的医疗生活水准。所以在当今这个医学信息时代，计算机技术的应用对提高疾病的诊断技术水平和诊疗效果有着极为重要的无可比拟的作用，由此也推动了影像诊断技术的不断更新发展。

通过 CT 手段对问诊患者进行肺部图像信息获取并分析是现阶段肺部检查的主要措施。然而由于问诊患者日益增多，大量 CT 图像数据很难得到有条理的管理。肺部复杂多变的组织结构和邻近组织相似的 CT 值都使得肺部疾病的检测困难，再加上医院影像专业专家的稀缺，使得医生的工作量巨大，这些都很容易导致医生因为疲劳或经验不足等原因对肺 CT 图像的错检和漏检。近几年，人工智能相关领域再次成为热点，大数据和人工智能等新兴前沿技术在很多专业领域均得到了广泛的推广和应用，尤其在数字图像处理方面取得了非常大的突破和进展。凭借着深度学习中以卷积神经网络为代表的机器学习算法在图像处理方面的优势、医学影像数据的获取难度降低、医学影像数据量的增多等诸多优势，深度学习在计算机辅助医学诊断中具有十分巨大的作用，人们可以利用计算机通过深度学习技术来帮助医生进行医学影像分析。

肺部疾病一般有肺钙化、肺癌、肺炎、肺结节、肺结核 5 种常见疾病。将深度学习应用到肺 CT 医学影像分析领域，可以实现对上述 5 种常见肺部疾病的高精度自动识别分类及病灶标注任务，完成所需的医学诊断任务。利用计算机协助医生检测诊断和分类肺部图像，能够帮助减少影像科医生的工作量，大幅提高肺部疾病诊断分类的准确率。

## 9.3 建立肺 CT 医学影像数据集

### 9.3.1 数据采集

本案例使用的肺 CT 医学影像数据集是与相关医院进行合作从其数据库中得到的。该数据集主要包含两种格式的文件，第一种是 512 像素×512 像素的 JPEG 图片，它是由肺部 CT 医学影像的 DICOM 格式文件转化而来的，其中包含 924 张肺结核 CT 图片、902 张肺钙化 CT 图片、80 张肺癌 CT 图片、3322 张肺炎 CT 图片、3322 张肺结节 CT 图片。5 种肺部疾病的肺 CT 医学影像如图 9.20 所示。

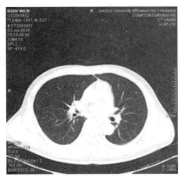
肺结核

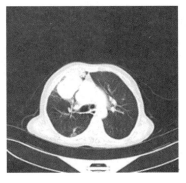
肺钙化

图 9.20　5 种肺部疾病的肺 CT 医学影像

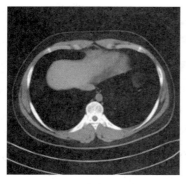
肺癌

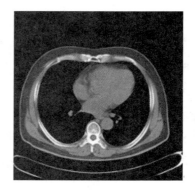
肺炎

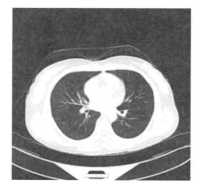
肺结节

图 9.20　5 种肺部疾病的肺 CT 医学影像（续）

第二种是用于病灶标注的带有标签的 XML 文件，该 XML 文件内容如图 9.21 所示。XML 文件是由常见的 HTML 文件演化而来的，XML 文件主要包含以下信息：<folder>显示保存 XML 文件的文件夹名称；<filename>显示 XML 文件对应的 JPEG 图片名称；<path>显示对应的 JPEG 图片保存地址；<size>显示图片的高度、宽度和深度信息；<segmented>显示图片是否被分割过；<object>属性中的<name>显示目标检测时每个属性的类别，<truncated>显示目标图片是否被截断，<difficult>判断目标图片的检测难度；<bndbox>属性中包含标注框的左上角 $x$、$y$ 坐标和右下角 $x$、$y$ 坐标。

为了更加直观地观察出 XML 文件所蕴含的标注信息，本书通过编写脚本对 XML 文件进行处理，从而实现 XML 文件的可视化。XML 文件可视化后的图片如图 9.22 所示。从图片中我们可以清晰地看出，该图片显示出了病灶的位置、疾病的种类及该病灶是某种疾病的概率。

```xml
<?xml version="1.0"?>
- <annotation>
    <folder>fei chuang</folder>
    <filename>LI_JIANG_1.CT.0003.0027.2019.07.09.17.01.38.968750.715974351.JPEG</filename>
    <path>H:\li jiang\biao ji\fei chuang\LI_JIANG_1.CT.0003.0027.2019.07.09.17.01.38.968750.715974351.JPEG</path>
  - <source>
      <database>Unknown</database>
    </source>
  - <size>
      <width>512</width>
      <height>512</height>
      <depth>1</depth>
    </size>
    <segmented>0</segmented>
  - <object>
      <name>pneumonia</name>
      <pose>Unspecified</pose>
      <truncated>0</truncated>
      <difficult>0</difficult>
    - <bndbox>
        <xmin>229</xmin>
        <ymin>220</ymin>
        <xmax>245</xmax>
        <ymax>246</ymax>
      </bndbox>
    </object>
  - <object>
      <name>pneumonia</name>
      <pose>Unspecified</pose>
      <truncated>0</truncated>
      <difficult>0</difficult>
    - <bndbox>
        <xmin>136</xmin>
        <ymin>304</ymin>
        <xmax>231</xmax>
        <ymax>401</ymax>
      </bndbox>
    </object>
</annotation>
```

图 9.21　XML 文件内容

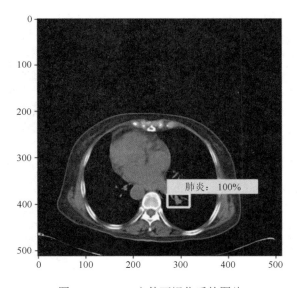

图 9.22　XML 文件可视化后的图片

## 9.3.2　实验数据集的划分

将所有的肺 CT 医学影像分成 5 类：肺钙化、肺癌、肺炎、肺结节、肺结核，文件夹名称分别为 calcification、lung_cancer、pneumonia、pulmonary_nodule、tuberculosis，将对应病

症的肺 CT 医学影像存储到相应的文件夹下。新建一个训练集 train 和一个验证集 val。由于数据量较大，运行一个脚本文件来实现将所有的肺 CT 医学影像划分为训练集和验证集，其比例大致为 9∶1。

### 9.3.3 病灶标注数据集的制作

建立 Annotations 文件夹，将所有肺 CT 医学影像的 XML 文件导入该文件夹中，令其包含所有的肺 CT 医学影像标注信息，共计 1010 个 XML 文件。接着建立 ImageSets 文件夹用于存储图像信息，在 ImageSets 文件夹下建立 Main 文件夹用于存储目标检测分类的图像信息，其中 train.txt 文件存放训练集图像信息，val.txt 文件存放验证集图像信息。划分 3 种图像信息文件夹需要通过运行相应的划分脚本来生成，划分脚本的程序如下：

```
1.  files_path = "./VOCdevkit/VOC2012/Annotations"
2.  if not os.path.exists(files_path):
3.      print("文件夹不存在")
4.      exit(1)
5.  val_rate = 0.1
6.  
7.  files_name = sorted([file.split(".x")[0] for file in os.listdir(files_path)])
8.  files_num = len(files_name)
9.  val_index = random.sample(range(0, files_num),k=int(files_num*val_rate))
10. train_files = []
11. val_files = []
12. for index, file_name in enumerate(files_name):
13.     if index in val_index:
14.         val_files.append(file_name)
15.     else:
16.         train_files.append(file_name)
17. 
18. try:
19.     train_f = open("train.txt", "x")
20.     eval_f = open("val.txt", "x")
21.     train_f.write("\n".join(train_files))
22.     eval_f.write("\n".join(val_files))
23. except FileExistsError as e:
24.     print(e)
25.     exit(1)
```

建立 JPEGImages 文件夹存储所有与 XML 文件相对应的 JPEG 格式的肺 CT 医学影像文件，共计 1010 个 JPEG 文件。

完成上述步骤便完成了病灶标注数据集的制作，肺 CT 医学影像数据库结构如图 9.23 所示，该数据集将在之后用于肺 CT 医学影像病灶标注网络中来实现病灶标注任务。

```
肺CT医学影像        Annotations
数据库
                    ImageSets      Main      train.txt
                                             val.txt
                                             trainval.txt
                    JPEGImages
```

图 9.23　肺 CT 医学影像数据库结构

### 9.3.4　读取数据集脚本的编写

初始化数据集根目录，进行预处理并传入参数，通过 os.path.join 指定数据集根目录、图像根目录、XML 文件根目录和含有训练集和验证集全部名称的 txt 文档的根目录，打开这两个 XML 文件读取每一行并建立 xml_list 的列表，读取分类名称索引文件，文件内容如下："calcification": 1,"lung cancer": 2,"pneumonia": 3, "pulmonary nodule": 4,"TB": 5。在这个脚本中主要为了实现三个功能，首先，通过 len(self.xml_list)实现统计文件个数的方法。为了获取图片及其对应的信息定义 getitem 方法，使用 xml_list 的列表获得 XML 路径，打开 XML 文件后通过 etree.fromstring(xml_str)读取 XML 文件，将 XML 文件信息传入 parse_xml_to_dict 方法中，此函数的作用是解析 XML 文件为字典格式，获取 XML 文件中的所有标签信息以方便调用。传入索引值，通过索引值传入图片，定义 box、labels、ixcrowd 三个列表来存储标签信息并将它们转换为 Tensor 格式，将它们传入 target 模块中。获取图片高度和宽度，读取 XML 文件，通过 int(data["size"]["height"])和 int(data["size"]["width"])来获得高度和宽度。完成以上步骤就实现了上述三个功能，便于之后在标注训练网络调用。

## 9.4　肺 CT 医学影像分类网络的搭建

### 9.4.1　实验环境

实验环境如表 9.1 所示。

表 9.1　实验环境

| 类　别 | 参　数　型　号 |
|---|---|
| 操作系统 | Windows 10 |
| CPU | AMD 3700X |
| GPU | NVIDIA RTX2060 |
| 内存 | 16GB |
| 硬盘 | 500GB+1TB |

本次实验使用 PyTorch 框架，并且为了实现 GPU 加速，还需要下载与 PyTorch 版本相对应的 CUDA 软件和 CuDNN 软件。CUDA 是一种由 NVIDIA 推出的通用并行计算架构，该架构使 GPU 能够解决复杂的计算问题。它包含了 CUDA 指令集架构（ISA）及 GPU 内部的并行计算引擎。CuDNN 是用于深度神经网络的 GPU 加速库。其中 PyTorch 版本为 1.4，CUDA 和 CuDNN 版本为 10.1。为了有效地管理 Python 包，还下载了 Anaconda 软件来对其进行下载和管理。

### 9.4.2 模型搭建

由于此次获得的肺 CT 图像数量较少，为了达到更好的分类效果，本节打算应用迁移学习的原理使用训练好的 ResNet34 网络进行此次基于深度学习的肺 CT 医学影像分类任务。本节主要分析 ResNet34 网络的结构并在此基础上进行肺 CT 医学影像分类网络训练验证测试脚本的编写。

基于 ResNet 网络在图像分类任务上的优秀性能及对目标任务复杂度的考虑，决定以 34 层的 ResNet 网络为基础搭建实现肺 CT 医学影像分类任务的网络。ResNet34 网络的整体结构如图 9.24 所示。

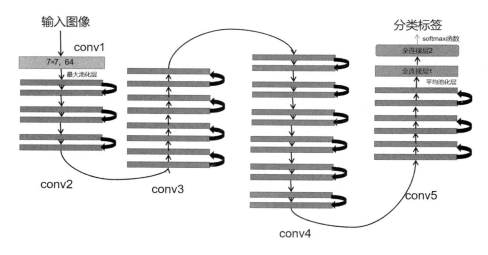

图 9.24　ResNet34 网络的整体结构

输入尺寸为 224×224×3，首先经过有 64 个 7×7 的卷积核，步距为 2 的卷积层，得到的输出尺寸为 112×112×64，紧接着通过一个 3×3、步距为 2 的最大池化层，得到的输出尺寸为 56×56×64，紧接着通过 conv2 模块，它包含 3 个残差结构，每个残差结构中卷积层均为 64 个 3×3 的卷积核，得到的输出尺寸为 56×56×64，紧接着通过 conv3 模块，它包含 4 个残差结构，每个残差结构中卷积层均为 128 个 3×3 的卷积核，得到的输出尺寸为 28×28×128，紧接着通过 conv4 模块，它包含 6 个残差结构，每个残差结构中卷积层均为 256 个 3×3 的卷积核，得到的输出尺寸为 14×14×256，紧接着通过 conv5 模块，它包含 3 个残差结构，每个残差结构中卷积层均为 512 个 3×3 的卷积核，得到的输出尺寸为 7×7×512。通过一个平均池化层得到的输出尺寸为 3×3×512。将其展平并与 1000 层的全连接层相连，由于此次分类任务要将肺 CT 医学影像分为 5 类，所以紧接着与 5 层的全连接层相连，最后连接 softmax 函数实现分类功能。表 9.2 所示为基于 ResNet34 网络进行迁移学习设计的网络模型的详细结构和参数。

表 9.2 基于 ResNet34 网络进行迁移学习设计的网络模型的详细结构和参数

| 层 名 称 | 卷积核尺寸 | 卷积核个数 | 输入尺寸 | 输出尺寸 |
| --- | --- | --- | --- | --- |
| 卷积层 1 | 7×7 | 64 | 224×224×3 | 112×112×64 |
| 最大池化层 | 3×3 |  | 112×112×64 | 56×56×64 |
| 卷积层 2 | [3×3, 64；3×3, 64]<br>[3×3, 64；3×3, 64]<br>[3×3, 64；3×3, 64] |  | 56×56×64 | 56×56×64 |
| 卷积层 3 | [3×3, 128；3×3, 128]<br>[3×3, 128；3×3, 128]<br>[3×3, 128；3×3, 128]<br>[3×3, 128；3×3, 128] |  | 56×56×64 | 28×28×128 |
| 卷积层 4 | [3×3, 256；3×3, 256]<br>[3×3, 256；3×3, 256]<br>[3×3, 256；3×3, 256]<br>[3×3, 256；3×3, 256]<br>[3×3, 256；3×3, 256]<br>[3×3, 256；3×3, 256] |  | 28×28×128 | 14×14×256 |
| 卷积层 5 | [3×3, 512；3×3, 512]<br>[3×3, 512；3×3, 512]<br>[3×3, 512；3×3, 512] |  | 14×14×256 | 7×7×512 |
| 平均池化层 | 3×3 |  | 7×7×512 | 3×3×512 |
| 全连接层 1 |  |  | 4608 | 1000 |
| 全连接层 2 |  |  | 1000 | 5 |

首先导入编写程序需要的库，然后编写 ResNet 网络中最重要的残差结构。先定义初始函数并确定使用的参数名称,再定义残差结构所需要使用的一系列层结构,根据前文 ResNet 网络结构的分析，使用 Conv2d 函数、BatchNorm2d 函数、ReLU 函数建立层结构。残差结构程序如下：

```
1.  class BasicBlock(nn.Module):
2.      expansion = 1
3.  # 定义初始函数并确定使用的参数名称
4.      def __init__(self, in_channel, out_channel, stride=1, downsample=None):
```

```python
5.         super(BasicBlock, self).__init__()
6.         # 定义残差结构所需要使用的一系列层结构
7.         self.conv1 = nn.Conv2d(in_channels=in_channel,    out_channels=out_
channel, kernel_size=3, stride=stride, padding=1, bias=False)
8.         self.bn1 = nn.BatchNorm2d(out_channel)
9.         self.relu = nn.ReLU()
10.        self.conv2 = nn.Conv2d(in_channels=out_channel,    out_channels=out_
channel, kernel_size=3, stride=1, padding=1, bias=False)
11.        self.bn2 = nn.BatchNorm2d(out_channel)
12.        self.downsample = downsample
```

按层级结构搭建正向传播过程,完成残差结构的搭建。正向传播过程的程序如下:

```python
1.  def forward(self, x):
2.      identity = x
3.      if self.downsample is not None:
4.          identity = self.downsample(x)
5.
6.      out = self.conv1(x)
7.      out = self.bn1(out)
8.      out = self.relu(out)
9.
10.     out = self.conv2(out)
11.     out = self.bn2(out)
12.
13.     out += identity
14.     out = self.relu(out)
15.
16.     return out
```

接着定义 ResNet 网络的整体框架部分,定义初始函数并确定使用的参数名称,然后根据 ResNet 网络结构及通过 Conv2d 函数、BatchNorm2d 函数、ReLU 函数、MaxPool2d 函数定义整体网络所需要使用的一系列层结构 conv1、最大池化层、conv2、conv3、conv4、conv5,以及平均池化层和全连接层。ResNet 网络层结构的程序如下。

```python
1.  class ResNet(nn.Module):
2.      # 定义初始函数并确定使用的参数名称
3.      def __init__(self, block, blocks_num, num_classes=1000, include_top=True):
4.          super(ResNet, self).__init__()
5.          self.include_top = include_top
6.          self.in_channel = 64
7.          # 根据 ResNet 网络结构及通过 Conv2d 函数、BatchNorm2d 函数、ReLU 函数、MaxPool2d 函数
8.          # 定义整体网络所需要使用的一系列层结构 conv1、最大池化层、conv2、conv3、conv4、
9.          # conv5,以及平均池化层和全连接层
10.         self.conv1 = nn.Conv2d(3, self.in_channel, kernel_size=7, stride=2,
padding=3, bias=False)
```

```
11.         self.bn1 = nn.BatchNorm2d(self.in_channel)
12.         self.relu = nn.ReLU(inplace=True)
13.         self.maxpool = nn.MaxPool2d(kernel_size=3, stride=2, padding=1)
14.         self.layer1 = self._make_layer(block, 64, blocks_num[0])
15.         self.layer2 = self._make_layer(block, 128, blocks_num[1], stride=2)
16.         self.layer3 = self._make_layer(block, 256, blocks_num[2], stride=2)
17.         self.layer4 = self._make_layer(block, 512, blocks_num[3], stride=2)
```

### 9.4.3 神经网络训练验证

#### 1．编写训练脚本

导入编写程序需要的库和 ResNet34 网络模型。

对图像进行预处理：首先通过 transforms.RandomResizeCrop 函数将图片随机裁剪为 224×224 的大小，然后通过 transforms.RandomHorizontalFlip 函数对图片进行水平翻转，最后通过 transforms.ToTensor 将图片转化为 Tensor 形式。

首先通过 os.getcwd 获取当前文件所在的目录，然后通过 os.path.join 和 os.path.abspath 确定数据所在的根目录，确定图片保存的目录，最后通过 datasets.ImageFolder 加载训练集，传入训练集所对应的预处理函数。

设置 batch_size 为 16，并且加载数据集。

下载 PyTorch 官方所提供的 ResNet 网络预训练模型，根据 ResNet34 网络的权重链接下载 ResNet34 网络的权重，将其导入项目中。实例化 ResNet34 网络，导入权重保存的路径。通过 net.load_state_dict 导入模型权重，由于此次分类任务包含 5 种肺 CT 医学影像，我们通过 nn.Linear 重新赋值全连接层，层数为 5。将网络指定到设置好的设备上。

使用针对多类别的损失交叉熵函数 nn.CrossEntropyLoss 来定义损失函数，定义一个 Adam 优化器，优化对象为网络中所有可以训练的参数，设置学习率为 0.0001。

定义最佳准确率，保存权重路径，设置网络训练的迭代次数。

完成上述步骤后便可进行肺 CT 医学影像分类任务的训练和验证。

#### 2．编写测试脚本

导入编写程序需要的库，对图像进行与训练阶段相同的预处理。

通过 Image.open 打开我们需要进行分类的肺 CT 图片，使用 plt.imshow(img)函数对其进行展示并通过 data_transform 函数对其进行预处理，使用 torch.unsqueeze 扩充它的 batch 维度。读取有分类名称和标签的 json 文件，再将其解码成字典。

实例化 ResNet34 网络，传入全连接层参数为 num_class=5。载入训练好的模型参数，使用 eval 模式，关闭 dropout 方法并且不对损失梯度进行跟踪。将图片输入模型中，测试打印类别信息和对应的概率,完成预测分类的任务。

完成以上步骤便可进行肺 CT 医学影像分类任务的预测,从而实现 5 种肺部疾病的肺 CT 医学影像分类任务。

## 9.5　肺 CT 医学影像病灶识别网络

对肺 CT 医学影像进行病灶标注的过程,其实是对肺 CT 医学影像进行目标检测,基于深度学习的目标检测方法主要分为两类:包含 YOLO 和 SSD 网络的 one-stage 方法和包含 Faster R-CNN 网络的 two-stage 方法,one-stage 方法直接基于 anchor 进行分类及调整边界框,two-stage 方法首先通过专门模块生成候选框,寻找前景及调整边界框(基于 anchor),然后基于之前生成的候选框进行进一步分类及调整边界框(基于 proposals)。YOLO 和 SSD 等 one-stage 方法检测速度更快,但是检测精度不够高,而 Faster R-CNN 目标检测的准确率更高,因此本节的病灶识别网络以 Faster R-CNN 作为基本网络框架用于实现对肺 CT 医学影像的病灶标注过程。下面先对 Faster R-CNN 进行介绍,在此基础上进行病灶识别网络的搭建。

### 9.5.1　Faster R-CNN 网络原理

Faster R-CNN 网络算法流程如图 9.25 所示。首先将图像输入网络得到相应的特征图,然后使用 RPN 结构生成候选框,将 RPN 生成的候选框投影到特征图上获得相应的特征矩阵,再将每个特征矩阵通过 ROI(感兴趣区域)池化层缩放到 7×7 大小的特征图,最后将特征图展平通过一系列全连接层得到预测概率和边框回归参数。

特征提取网络主要用于生成特征矩阵,为之后的候选框生成网络和感兴趣区域池化层提供操作平台。特征提取网络可以根据需求的不同选择不同的卷积神经网络。由于在检测阶段,只有最后一层的特征矩阵(特征图)被之后的网络使用,层数较多的网络生成的特征图虽然会保留较多的语义信息,但会导致较多空间信息的丢失。为了解决这一问题,特征金字塔网络(FPN)通过将不同层数网络的特征图以横向连接的方式进行关联,不仅具备包含丰富语义信息的深层网络特征图,还具备包含丰富位置信息的浅层网络特征图,这样的设计有助于深度较深、层数较多的网络实现目标检测,大幅度提升了对小物体检测的性能,适用于检测肺 CT 这种对精度要求高的任务。所以,本节设计 ResNet 与特征金字塔网络结合的网络,来进行肺部病灶检测任务。由于本节使用 ResNet50+特征金字塔网络作为基础的特征提取网络,下文介绍特征金字塔网络结构的相关知识。

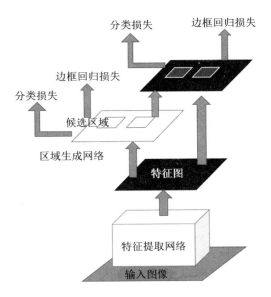

图 9.25　Faster R-CNN 网络算法流程

**1．特征金字塔网络结构**

特征金字塔网络主要通过变换网络连接的方式,在基本不改变原有模型计算量的情况下,尽可能地增加特征图涵盖的信息。特征金字塔网络结构如图 9.26 所示。

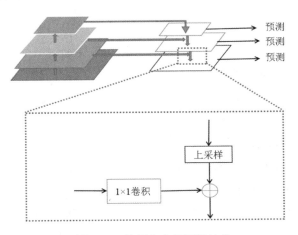

图 9.26　特征金字塔网络结构

顶部特征通过上采样和低层特征做融合,而且每层都是独立预测的,其目的是获得更多语义信息,这样可以提高检测性能。通过一个 Lateral Connection(横向连接)将一个从底层到顶层由大到小的线路和一个从顶层到底层由小到大的线路连接起来。首先我们在输入的图像上进行深度卷积,然后通过一层 1×1 的卷积层对 Layer2 的特征矩阵进行降维操作,对 Layer4 的特征矩阵进行上采样操作,将它们的尺寸调整为相同大小,再对处理后的

Layer2 和处理后的 Layer4 的对应元素相加,并将获得的结果输入 Layer5 中。同理,将其他 Layer 进行操作,最后获得 3 个预测结果,将其输入后面的候选框生成网络进行后续操作。

**2. 候选框生成网络**

候选框生成网络(RPN)主要取代了 R-CNN 网络使用的 Selective Search(SS)方法,RPN 网络的算法流程如图 9.27 所示。从图 9.27 中我们可以看出,RPN 网络由两个部分构成,其中一个部分通过 softmax 分类器对 anchor 进行分类获得正样本和负样本,另外一个部分利用候选框回归计算 anchor 的偏移值,通过调整预测区域的位置以便获得精确的预测。通过一个预测层将正样本和候选框回归进行综合考虑获取最终的预测结果,并筛选出较小和超出边界的预测结果。

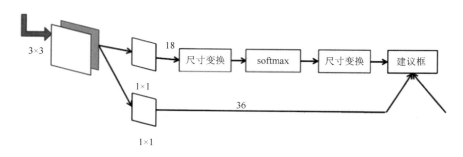

图 9.27 RPN 网络的算法流程

anchor 机制的生成过程如图 9.28 所示,原始图像首先通过特征提取网络生成特征图,在特征图中使用一个滑动窗口在它上面滑动,生成一个向量,向量的维度取决于 backbone 网络的选择。在这个向量的基础上,再通过两个全连接层输出目标概率和边框回归参数。对于特征图上的每个 3×3 的滑动窗口,计算出滑动窗口中心点在原始图像上对应位置的 $x$、$y$ 坐标,根据不同尺寸的 anchor 并计算出 $k$ 个 anchor boxes。对于 $k$ 个 anchor boxes,每个 anchor 对应一个背景的概率和一个前景的概率,每个 anchor 对应中心点 $x$、$y$ 坐标的预测偏移量,以及候选框的高度和宽度,与之对应有 $2k$ 个目标概率和 $4k$ 个边框回归参数。anchor 有 3 种尺度{128×128,256×256,512×512}和 3 种比例{1:1,1:2,2:1},所以每个滑动窗口中心点在原始图像上都对应 9 个 anchor。对于所有 anchor 通过非极大值抑制算法和 IoU 值筛选重叠的候选框。在训练 RPN 网络时,通过经过阈值判断划分的正样本和负样本个数、边框回归参数、一个 mini-batch 的样本数量和 anchor 未知的个数计算分类损失与边框回归损失来进行训练。

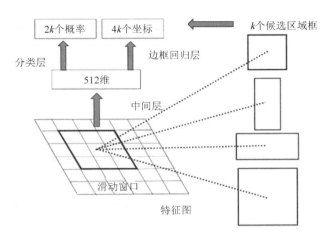

图 9.28　anchor 机制的生成过程

### 3．ROI Pooling

ROI Pooling 算法主要解决了输入图像大小不定导致无法输入训练好的卷积神经网络的问题。ROI Pooling 算法流程如图 9.29 所示，候选区域在特征图上对应的特征矩阵，将特征矩阵划分成 7×7 的 49 等份，对每个区域进行最大池化下采样，得到一个 7×7 的特征矩阵，将其展平处理并通过两个全连接层得到 ROI 池化特征向量，在它的基础上并联两个全连接层，其中一个全连接层用于目标概率的预测，它与 softmax 连接来计算每个 proposal 属于某种类别，输出概率向量 cls_prob；另一个用于边框回归参数的预测。用于预测目标概率的分类器因为共有 $N+1$ 个类别（$N$ 为检测目标的种类，1 为背景），所以有 $N+1$ 个节点。对于边框回归器，因为每个边框对应 4 个边框回归参数，所以共有 $(N+1) \times 4$ 个节点。

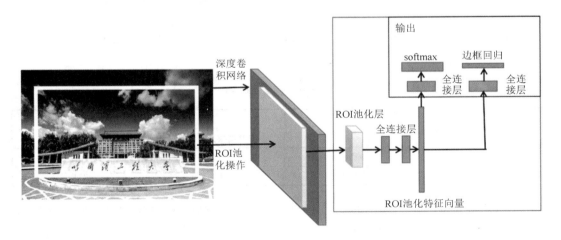

图 9.29　ROI Pooling 算法流程

网络的训练主要通过分类器预测的 softmax 概率分布、目标真实类别标签、边框回归器预测的对应类别的回归参数和真实目标的边框回归参数计算分类损失与边框回归损失来进行训练。

### 9.5.2　Faster R-CNN 框架搭建

建立 fasterrcnnbase 模块：导入相关的库，定义 fasterrcnn 类，初始化传入特征提取网络 backbone、RPN 网络、ROI 网络和预处理的参数。定义正向传播过程，判断当前是否是运行模式，并进一步判断传入的 target 的 boxes 参数是否符合规定，防止输入的是一个一维向量。对图像进行预处理，将图像输入 backbone 得到特征图，若只在一层特征层上进行预测，则将特征图放入有序字典中，并编号为 0；若在多层特征层上进行预测，则传入的就是一个有序字典。将特征层及标注信息传入网络中，得到区域建议框和 RPN 网络的损失，继续将信息传入 Faster R-CNN 后半部分，得到最终检测的目标和 Faster R-CNN 的损失值。将预测结果还原到原始图像尺度上。

建立 fasterrcnn 类：主要用于在初始函数中定义一系列模块的参数。设置图像预处理参数与 RPN 网络参数，包括 rpn 计算损失时采集正负样本设置的阈值为 0.7、rpn 计算损失时采样的样本数为 256，以及正负样本比例为 1∶1。设置 ROI 参数和展平处理的两个全连接层的参数。

定义整个 RPN 框架，确定在哪些特征层进行预测。继续定义 Faster R-CNN 中两个全连接层部分和预测部分，对数据进行标准化、缩放，打包成一批。

## 9.6　实验结果评价

对于分类网络，一般使用混淆矩阵来评判。混淆矩阵是分析分类器模型分类效果的一种指标，具体内容如表 9.3 所示。

表 9.3　混淆矩阵

| 混淆矩阵 | | 预测情况 | |
| --- | --- | --- | --- |
| | | 预测结果为正样本 | 预测结果为负样本 |
| 真实情况 | 正样本 | TP | FN |
| | 负样本 | FP | TN |

其中 FP（False Positive）指的是正样本的误报，即预测错误；FN（False Negative）指的是漏报，即没有预测到；TP（True Positive）指的是正样本预测正确；TN（True Negative）指的是负样本预测正确。

根据反向传播算法和梯度下降的相关知识，在训练过程中，训练集损失率会随着迭代次数的增加而不断下降。本案例实验选择迭代了 50 轮，训练集损失率随迭代次数的变化规律如图 9.30 所示。从图 9.30 中可以分析出,随着迭代次数的增加,训练集损失率不断下降。当迭代次数达到 50 左右时,训练损失的值基本不再发生改变。

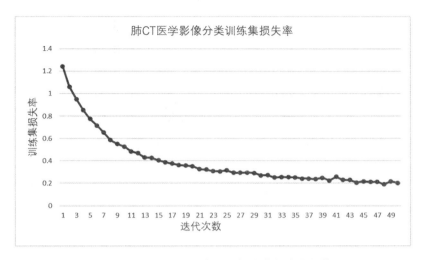

图 9.30 训练集损失率随迭代次数的变化规律

肺 CT 医学影像分类验证集准确率随迭代次数的变化规律如图 9.31 所示。从图 9.31 中不难看出,验证集准确率随着迭代次数的增加而不断增加,并且当迭代次数超过 25 时,验证集准确率基本稳定在 90%以上。以上分析证明,基于迁移学习和 ResNet34 网络搭建的肺 CT 医学影像分类系统完成了预期目标。

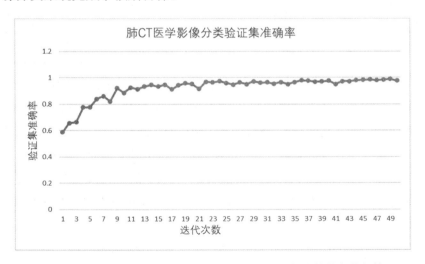

图 9.31 肺 CT 医学影像分类验证集准确率随迭代次数的变化规律

将训练好的模型权重导入计算混淆矩阵的脚本中,程序运行后,统计得到验证集准确率为 95%,满足了任务要求。验证集的混淆矩阵如图 9.32 所示,横轴表示真实标签,纵轴表示预测标签。对角线上的元素表示验证集中每种疾病预测正确的数目,颜色越深说明预测正确的数目越多。

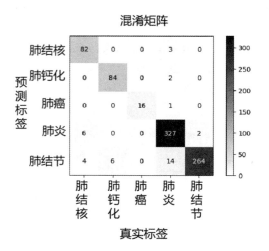

图 9.32　验证集的混淆矩阵

通过混淆矩阵计算得到验证集的精确率、召回率和特异度，如表 9.4 所示。

表 9.4　验证集的精确率、召回率和特异度

|  | 精 确 率 | 召 回 率 | 特 异 度 |
| --- | --- | --- | --- |
| 肺结核 | 0.965 | 0.891 | 0.996 |
| 肺钙化 | 0.977 | 0.933 | 0.997 |
| 肺癌 | 0.941 | 1.0 | 0.999 |
| 肺炎 | 0.976 | 0.942 | 0.983 |
| 肺结节 | 0.917 | 0.992 | 0.956 |

从表 9.4 可以看出，本案例设计的肺 CT 医学影像分类网络对肺钙化、肺癌、肺炎、肺结节、肺结核 5 种疾病的分类精确率均达到了 90%以上，其中肺钙化、肺结核、肺炎 3 种疾病的分类精确率较高，均达到了 95%以上，而肺癌、肺结节两种疾病的分类精确率与其他 3 种疾病相比较低。肺癌和肺结节的召回率最高，其中肺癌的召回率达到了 100%，而肺结核的召回率在 90%以下，为 89.1%。对特异度进行分析，除了肺结节的特异度为 95.6%，其他疾病的特异度均在 99%左右。上述准确数字也证实了根据混淆矩阵对肺部 5 种疾病的粗略判断。

从肺 CT 医学影像数据库中选取 10 张肺钙化图片、5 张肺癌图片、15 张肺炎图片、10 张肺结节图片、10 张肺结核图片，共 50 张肺 CT 图片进行测试，将这 50 张图片的路径导入预测脚本进行测试，测试结果如表 9.5 所示。

表 9.5 肺 CT 医学影像分类测试结果

| 肺 CT 医学影像标注类别 | 肺 CT 医学影像预测类别 | 预测概率 | 肺 CT 医学影像标注类别 | 肺 CT 医学影像预测类别 | 预测概率 |
|---|---|---|---|---|---|
| 肺钙化 | 肺钙化 | 0.999 786 9 | 肺结节 | 肺结节 | 0.999 559 7 |
| 肺钙化 | 肺钙化 | 0.990 227 46 | 肺结节 | 肺结节 | 0.998 781 6 |
| 肺钙化 | 肺钙化 | 0.987 983 7 | 肺结节 | 肺结节 | 0.704 826 53 |
| 肺钙化 | 肺钙化 | 0.999 982 6 | 肺结节 | 肺结节 | 0.999 941 47 |
| 肺钙化 | 肺钙化 | 0.998 134 73 | 肺结节 | 肺结节 | 0.990 931 63 |
| 肺钙化 | 肺钙化 | 0.998 983 1 | 肺结节 | 肺结节 | 0.999 468 6 |
| 肺钙化 | 肺钙化 | 0.989 560 5 | 肺结节 | 肺结节 | 0.996 427 7 |
| 肺钙化 | 肺钙化 | 0.999 906 8 | 肺结节 | 肺结节 | 0.998 073 6 |
| 肺钙化 | 肺钙化 | 0.999 874 | 肺结节 | 肺结节 | 0.999 928 |
| 肺钙化 | 肺钙化 | 0.999 350 37 | 肺结节 | 肺结节 | 0.997 569 |
| 肺癌 | 肺癌 | 0.999 954 94 | 肺炎 | 肺炎 | 0.999 439 2 |
| 肺癌 | 肺癌 | 0.999 126 45 | 肺炎 | 肺炎 | 0.999 997 4 |
| 肺癌 | 肺癌 | 0.999 999 64 | 肺炎 | 肺炎 | 0.999 991 2 |
| 肺癌 | 肺癌 | 0.999 999 5 | 肺炎 | 肺炎 | 0.986 339 33 |
| 肺癌 | 肺癌 | 0.999 990 8 | 肺炎 | 肺炎 | 0.960 640 43 |
| 肺结核 | 肺结核 | 0.984 781 27 | 肺炎 | 肺炎 | 0.739 310 74 |
| 肺结核 | 肺结核 | 0.997 071 5 | 肺炎 | 肺炎 | 0.999 041 26 |
| 肺结核 | 肺结核 | 0.923 786 34 | 肺炎 | 肺炎 | 0.997 734 4 |
| 肺结核 | 肺结核 | 0.999 683 86 | 肺炎 | 肺炎 | 0.999 908 1 |
| 肺结核 | 肺结核 | 0.988 074 1 | 肺炎 | 肺结节 | 0.560 627 16 |
| 肺结核 | 肺结核 | 0.529 144 17 | 肺炎 | 肺炎 | 0.999 998 7 |
| 肺结核 | 肺结核 | 0.989 632 1 | 肺炎 | 肺炎 | 0.915 448 5 |
| 肺结核 | 肺结核 | 0.995 683 2 | 肺炎 | 肺炎 | 0.999 999 3 |
| 肺结核 | 肺结核 | 0.996 496 5 | 肺炎 | 肺炎 | 0.963 627 64 |
| 肺结核 | 肺结核 | 0.996 107 04 | 肺炎 | 肺炎 | 0.999 859 9 |

从表 9.5 中可以看出，在肺 CT 医学影像分类任务中，50 张肺 CT 图片中有 49 张肺 CT 图片都预测出了正确的疾病分类，只有一张肺 CT 图片没有预测正确。对于每种疾病的预测概率都达到了 90% 以上，仅有 4 张肺 CT 图片在预测出正确肺部疾病的种类后没有达到 90% 以上的预测概率。综上所述，由表 9.5 可以看出，使用迁移学习和 ResNet34 网络进行肺 CT 医学影像分类的方法的诊断效果较为优秀，分类准确率较高，证明了此次使用的分类方法适用于肺 CT 医学影像的分类。

交并比（IoU）主要用于衡量两个区域 bounding box 和 ground truth box 的重叠程度，定义为两个区域重叠部分面积占两个区域总面积（重叠部分的面积只计算一次）的比例。IoU 的图像化表达式如图 9.33 所示，用集合相关知识来解释就是两个集合的交集和并集的比值。通过表达式我们可以看出，IoU 的取值范围为 0~1，还可以看出，两个区域的重叠面积越大，总共面积越小，IoU 的值越大，两个区域的重叠程度越高。我们通过设定一个 IoU 阈值来判断生成的区域候选框是否有效地对病灶进行了框选，为之后计算 COCO 数据评价指标打下基础。

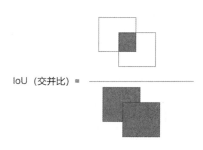

图 9.33　IoU 的图像化表达

COCO 评价准则主要通过图 9.34 中的 12 个指标来衡量目标检测器的性能，COCO 评价准则主要通过调整 IoU 阈值从 0.5 变化为 0.5～0.95 的区间上，每隔 0.05 在 P-R 曲线上对 100 个点进行采样计算，取所有结果的均值作为最终的结果。

平均精确率（AP）:
AP　　　　　　在 IoU=0.50:0.05:0.95 的平均精确率(主流指标)
APIoU=.50　　　在 IoU=0.50 的平均精确率 (PascalVOC 数据集使用的指标)
APIoU=.75　　　在 IoU=0.75 的平均精确率（严格指标）
按面积划分的平均精确率:
APsmall　　　　对于小面积物体（面积小于 $32^2$）的平均精确率
APmedium　　　对于中等面积物体（面积在 $32^2$ 与 $96^2$ 之间）的平均精确率
APlarge　　　　对于大面积物体（面积大于 $96^2$）的平均精确率
平均召回率(AR):
ARmax=1　　　每张图片给 1 次检测的平均召回率
ARmax=10　　　每张图片给 10 次检测的平均召回率
ARmax=100　　 每张图片给 100 次检测的平均召回率
按面积划分的平均召回率:
ARsmall　　　　对于小面积物体（面积小于 $32^2$）的平均召回率
ARmedium　　　对于中等面积物体（面积在 $32^2$ 与 $96^2$ 之间）的平均召回率
ARlarge　　　　对于大面积物体（面积大于 $96^2$）的平均召回率

图 9.34　COCO 评价准则指标

其中 AP 代表的是"Average Precision"，表示平均精确率，而 AR 代表的是"Average Recall"，表示平均召回率。COCO 评价准则的 12 个指标将平均精确率和平均召回率的评价标准按识别物体的面积和 IoU 阈值的不同进行划分，提高了评价准则的综合性。

我们将所有数据按 9∶1 的比例划分训练集和验证集，总共迭代 20 轮进行训练和验证，结果显示：在 IoU=0.5∶0.95 时训练的精确率随着病灶面积的增大而增大，根据面积的从小到大，精确率依次为 24%、32.1% 和 81.6%。当 IoU 变大时，病灶检测的精确率随之减小。

在 IoU=0.5∶0.95 时训练的召回率随着病灶面积的增大而增大，当每张图片检测次数增多时，召回率也有所增大。

## 本章小结

本章通过肺 CT 医学影像诊断肺钙化、肺癌、肺炎、肺结节、肺结核 5 种常见肺部疾病的案例，对前面章节的学习进行了综合的运用，主要介绍多种肺部疾病的影像学表现，便于读者了解肺部疾病的影像特征；对案例的研究意义及背景和使用数据集进行介绍与构建，描述了构建方式与程序。

## 习题 9

1．肺部的影像检查方法主要有哪些？
2．胸部 CT 检查有什么优势？
3．简述本章模型的训练过程。
4．尝试复现本章中案例的实现。

# 参 考 文 献

[1] 唐志强，卓玛，魏巍. 智能医学影像的发展现状和挑战[J]. 现代医药卫生，2020，36（17）：2754-2757.

[2] 裘加林，田华，郑杰，等. 智慧医疗[M]. 2 版. 北京：清华大学出版社，2015.

[3] Wang Y X, Hebert, M. Learning to learn: Model regression networks for easy small sample learning[J]. In European Conference on Computer Vision, 2016: 616-634.

[4] Vinyals O, Blundell C, Lillicrap T, et al. Matching networks for one shot learning[J]. In Advances in neural information processing systems, 2016: 3630-3638.

[5] Larochelle S . OPTIMIZATION AS A MODEL FOR FEW-SHOT LEARNING[C]. International Conference on Learning Representations, 2017.

[6] Sung F, Yang Y, Zhang L, et al. Learning to compare: Relation network for few-shot learning[J]. In Proceedings of the IEEE Conference on Computer Vision and Pattern Recognition, 2018: 1199-1208.

[7] Kirkpatrick J, Pascanu R, Rabinowitz N, et al. Overcoming catastrophic forgetting in neural networks[J]. Proceedings of the National Academy of Sciences of the United States of America, 2017: 18-35.

[8] Li Z, Hoiem D. Learning without forgetting[J]. IEEE Transactions on Pattern Analysis and Machine Intelligence, 2018, 40(12): 2935-2947.

[9] Zhang W, Gupta S, Lian X, et al. Staleness-aware Async-SGD for Distributed Deep Learning[J]. arXiv, 2015, 15(11): 50-59.

[10] Su H, Chen H. Experiments on Parallel Training of Deep Neural Network using Model Averaging[J]. arXiv, 2015, 15(7): 12-39.

[11] 唐进民. 深度学习之 PyTorch 实战计算机视觉[M]. 北京：电子工业出版社，2018.

[12] 刘瑜. Python 编程从零基础到项目实战[M]. 北京：中国水利水电出版社，2018.

[13] Eric Matthes. Python 编程从入门到实践[M]. 北京：人民邮电出版社，2016.

[14] 刘惠. 医学影像和医学影像处理[M]. 北京：电子工业出版社，2013.

[15] Mordvintsev A, Abid K. Opencv-python tutorials documentation[EB/OL], 2014.

[16] 艾瑞咨询.中国 AI 行业研究报告[R]. 2021-01-13.

[17] 中国医学影像人工智能产学研用创新联盟.《中国医学影像 AI 白皮书》在京发布[J]. Chinese Medical Sciences Journal，2019，34（2）：89.

[18] 朱小伶. 人工智能技术在智能医疗领域的应用综述[J]. 无人系统技术，2020，3（3）：25-31.

[19] Zang P, Gao L, Hormel T T, et al. DcardNet: Diabetic retinopathy classification at multiple levels based on structural and angiographic optical coherence tomography[J]. IEEE Transactions on Biomedical Engineering, 2020, 68(6): 1859-1870.

[20] Szegedy C, Ioffe S, Vanhoucke V, et al. Inception-v4, inception-resnet and the impact of residual connections on learning[C]//Thirty-first AAAI conference on artificial intelligence, 2017.